Stéphen Moysan

Bon cœur et mauvais sang
- Ou l'histoire d'un AVC -

Ce livre est un témoignage.

*Cependant l'auteur juge utile de préciser
qu'Elisabeth est en réalité deux personnes
distinctes dont les histoires ont été réunies.*

Merci pour votre lecture.

Prologue

Extrême vertige d'une conscience en danger aux abords du gouffre du silence où les mots sont des tombeaux d'échos sans fond la gravité de la situation est faille faisant chuter mon esprit en pleine obscurité la mort prend corps pour ouvrir un passage vers l'autre côté jusqu'à se sentir devenir être ange blanc de remords n'avoir que le tort de vivre à la lumière de ce constat vain d'éclat de joie ce qui en vaut la peine ça va de soi on le devine déjà succomber au choix de l'au-delà donne raison à une folie certaine dès lors que la foi des fois au roi des rois révèle le destin de ses fidèles las de le vouloir bien au hasard voir l'avenir tracé comme une histoire de liberté voguant vers l'éternité tandis que le vide absolu ne pourra jamais se créer parfait il n'y a aucun sens à en saisir rien au sens du néant sacré lieu de nos amis athées préférant croire à un nulle part plutôt que de partir pour tout ailleurs illusoire où l'existence se perd à la dérive par manque d'horizon une déclaration d'amour à la vie trop tôt se tait hélas les hommes glissent sur la mauvaise pente en voulant prendre la tangente face à l'absence de perspective il faut fuir les lignes de courants de pensées d'évidence c'est le meilleur moyen de se sauver risquer l'inconnu car étant moult condamnés à endurer les tourments d'un presque enfer sur Terre je n'ai plus la moindre larme à essuyer des espérances vulgaires pêcheurs sans repentance nos âmes sont sèches de pitié et n'ont de cesse d'alimenter les feux de la colère aussi j'ai soif de liquider les sources de mon calvaire ...

Bon cœur et mauvais sang
- *Ou l'histoire d'un AVC* -

Partie I

1. La première heure

Tout semblait si calme, presque inerte, quand la sonnette de l'appartement a retenti plusieurs fois. Combien ? Je l'ignore et je ne pourrais dire également si c'est ce bruit déplaisant qui m'a réveillé, néanmoins sur le moment je n'ai pas l'intention de me déplacer. Je me sens étrangement fatigué. La situation devient alors inquiétante, la porte d'entrée s'ouvre, des gens pénètrent chez moi, ils parlent. Je connais ces voix, mais qui est-ce ? Les bruits se rapprochent. J'ai peur. Il faut que j'aille vérifier. Je me lève difficilement du lit où je suis allongé. Ma jambe droite est faible et demande plus d'efforts que prévus. Je sors de ma chambre. Deux hommes s'avèrent surpris de me voir, un ami nommé Mathieu et mon père. Ils rompent immédiatement leur conversation, et me demandent : - Où j'étais ? - Ce que j'ai fait ? Je ne sais pas. J'ai la vague impression d'avoir pris la voiture, qu'il y a eu une sorte de course poursuite ; et puis, plus rien. Mes propos paraissent étranges. Mon ami qui est venu apporter les clés de l'appartement à mon père me révèle que je n'ai plus de voiture. Mes proches sont inquiets et me cherchent depuis hier. Papa me suggère d'aller voir un médecin. Il y a incontestablement quelque chose d'anormal que je ne saurais expliquer, par conséquent j'accepte sa proposition.

2. Chez le médecin

J'habite au 4ème étage du 11 passage Lemoine à Paris.
Il y a peu encore cela s'appelait le 230 rue Saint Denis.
Pourquoi suis-je venu vous voir Docteur, je n'en sais
rien. J'espérais que ce serait vous qui me révéleriez ce
qui m'arrive. Je n'ai aucun souvenir de ces derniers
jours et le peu que je me remémore est incohérent.
Je n'ai pas répondu aux appels incessants de mes proches hier, ni à aucun de mes mails depuis près d'une
semaine. J'ai du mal à marcher. Mon appartement est
sens dessus dessous. Mon téléphone fixe ne fonctionne
plus. Et j'ai perdu une voiture que je n'ai jamais eue.
« - M. Moysan, vous rappelez-vous avoir consommé
de la drogue ? » Non. « - En avez vous déjà pris ? »
Oui, du cannabis mais jamais de drogues dures.
« - Souvent ? » Tous les jours pendant dix ans.
« - Beaucoup ? » Environ 5 fois par jour, pour
l'écriture. Cependant, j'ai arrêté début septembre 2012
si ma mémoire est bonne. Fin de mon premier inter-
rogatoire médical. Diagnostic : « Je vous conseille de
vous rendre à l'hôpital. » Papa devait être avec moi
face au médecin. Mathieu a du m'attendre dehors.
En sortant nous sommes allés au bar le plus proche
en face de la rue Montmartre. J'y ai bu un jus d'orange
et mangé un croissant. Puis mon père s'est hâté
d'appeler ma mère et mon ami est parti travailler.

3. L'hôpital d'Eaubonne

Mes parents se sont mis d'accord pour que ma mère m'emmène à l'hôpital d'Eaubonne dans le Val d'Oise. Ils pensent que je vais peut-être devoir y rester et que l'endroit sera plus près de chez eux pour venir m'y rendre visite. Mon père a un rendez-vous l'après midi, il doit partir. Ma mère, ma sœur et moi, nous prenons également la voiture, direction : la ville de mon enfance. Je ne me souviens plus du trajet ; ni ce qu'il s'y est dit, ni ce qu'on y a fait. Rien d'important sûrement. Et j'ai également la mémoire qui flanche sur les tests que j'ai dû effectuer sur place. Une demi-journée entière qui m'échappe. Une de plus, et ce ne sera pas la dernière. Ce dont je me rappelle en revanche, c'est que les médecins m'y ont annoncé ma mort. Un grave problème au cerveau : une tumeur, je crois. Il ne me reste plus qu'entre 24 et 48 heures à vivre. À ce moment là, nous sommes le mardi 14 mai 2013, il est plus de 22h ; père, mère et sœur sont abattus et moi je ne réalise pas. J'accepte la situation, non parce que je serais courageux ou insouciant mais car cela me semble dans l'ordre des choses. J'essaye donc de rassurer ma cadette. Peine perdue, mes phrases lui sont pénibles à supporter. Ne t'en fais pas, Gwen, la vie c'est aussi que chacun doit mourir. Je t'aime. S'il te plait, soit heureuse. Malgré tout, elle pleurera.

4. Transfert à la Pitié-Salpêtrière

Cette nuit, je dois être transféré dans un autre hôpital, spécialisé en neurochirurgie, la Pitié-Salpêtrière à Paris. J'y subirai des examens approfondis. J'attends l'ambulance. Elle tarde à arriver. J'aimerais dormir. Puisqu'il me semble devoir mourir bientôt, j'espère que ce sera durant mon sommeil. Dix émotions à la minute me submergent. Mais il y en a une qui me hante plus que les autres. J'ai toujours su que je décéderai jeune à trente trois ans. Étant né en décembre 1979, je croyais juste que ce serait l'année 2012 et non 2013. Pas très malin pour un professeur de mathématiques et de sciences physiques. L'ambulance est maintenant arrivée. On m'y conduit en brancard. Papa et Maman me rejoindront en voiture. Gwen a besoin de se reposer. Elle n'a pas dormi la nuit passée. Un dernier je vous aime, et nous voilà partis. Deux hommes m'accompagnent. Le premier conduit, le second me tient compagnie. Je lui demande son nom. Dans la minute qui suit je l'ai déjà oublié. Je m'en veux, il est aimable. Il me parle des difficultés de son métier, de son salaire de misère, du manque de reconnaissance. Je lui réponds que je vais mourir, que je m'inquiète pour ma famille, que j'espère qu'ils ne seront pas trop malheureux. Ensemble nous entretenons un dialogue de sourds qui me fait me sentir vivant.

5. Examen de nuit

Je demeure à présent au sein de l'hôpital parisien dans une salle éclairée où quelques patients dorment. Impossible de décrire les lieux, je n'en ai que de trop vagues souvenirs. Tout devient flou. Ai-je ingurgité des médicaments ? Certainement. J'ai l'impression que la situation m'échappe, que je ne pourrais éviter le pire. Quand enfin mes parents arrivent, un infirmier vient me chercher. Il m'accompagne à l'IRM. Personne ne me décrit le processus de l'examen. On m'allonge et je n'ai qu'à attendre à l'intérieur de la machine que le contrôle scientifique se déroule. Et voilà que les bruits commencent, s'intensifient, hurlent jusqu'à l'insupportable. Est-ce un test ? Quel en est l'objectif ? Veut-on savoir si je suis capable de réagir ? Parce que je peux y mettre un terme si je le désire. J'envisage que la machine mesure mon degré de résistance. Chose inutile puisque je suis prêt à avouer que je suis faible et que je souhaite que le calvaire cesse. J'ai tant de questions qui m'envahissent et personne pour me répondre. Je n'ai rien fait de mal. Vous comprenez ? Rien. Est-ce que quelqu'un m'entend ? Je vous assure que je vais fuir cette torture si l'on ne m'adresse pas la parole. J'exécute la menace. Je m'extirpe de la machine. Fin de l'IRM, je devrai repasser cet examen le lendemain.

6. Les soins intensifs

La suite se déroule en grande garde de Neurochirurgie. L'endroit où je réside sous surveillance médicale est une pièce en toile qui laisse passer les bruits à côté. J'ai des appareils sur le torse pour suivre les battements de mon cœur et autour des bras pour prendre mon pouls. Je sais que je suis malade, gravement même, mais c'est comme si mon esprit se protégeait et avait oublié que j'allais décéder d'ici deux jours. Cela tombe bien ; progressivement les avis hospitaliers changent sans que j'en sois informé. Mes proches, eux, souffrent en silence, encaissent à nouveau, se rassurent. Bilan final : accident vasculaire cérébral ischémique des territoires cérébraux postérieurs droit et gauche et cérébelleux bilatéraux. En clair, j'ai fait un AVC ayant touché quatre zones de mon cerveau et le point positif est que je vais vivre, par contre on ignore encore mes séquelles. Je réalise alors que pour mes proches il s'agit d'un véritable soulagement. C'est incroyable ce qu'une mauvaise nouvelle en devient une bonne quand on a accumulé les très mauvaises. J'exagère sûrement mais il y aurait presque une douce euphorie dans l'espace qui me sert de chambre. Et puis je vais bientôt avoir le droit aux premières visites. L'optimisme général qui découlera de celles-ci faussera mon analyse de la situation.

7. Une anecdote risible

Ma sœur m'en voudrait sûrement si je ne racontais pas l'évènement qui va suivre. Elle en a beaucoup rit quand il s'est produit. Evidemment, narrée par moi l'anecdote sera déjà nettement moins drôle mais je me lance. Je suis encore sous surveillance aux soins intensifs en grande garde de Neurochirurgie. Je ne saurais préciser à quel moment exactement. Pour sûr, après le diagnostic définitif. Il est décidé par je ne sais quelle personne que je serai dorénavant privé d'eau. À la place je devrai ingurgiter un produit gélatineux absolument imbuvable pour ne pas dire franchement dégueulasse pendant une durée indéfinie. La raison médicale est certainement justifiée, expliquée elle ne l'a pas été. Il y a un petit bout de temps depuis mon réveil que j'avale tout et n'importe quoi sans problème. J'ai soif de boire, de vivre, et surtout d'autre chose que ce que l'on me propose ici. Maintenant on entend le visiteur d'un patient d'à coté demander :
- qui veut boire quoi ? Et tandis que ces propos ne me sont pas adressés, je me mets à hurler « - Je veux un … soda. - Je suis soigné par des abrutis ! - Je veux un … soda, car je mets au défi quiconque de boire ce que je bois. » J'entends rire à mes cotés. Rien ne viendra, hélas. Il manquait certainement le s'il vous plaît à ma requête.

8. Première chambre à Babinski

Me voici désormais transféré au sein d'une chambre commune à Babinski. À droite de l'entrée, la salle de bain et les toilettes. Ensuite dans l'espace de vie, mon lit, puis celui de mon colocataire provisoire près des fenêtres. L'homme est agréable. Nous discutons ensemble assez souvent, quand il ne regarde pas la télévision située en face de nous, il me révèle son âge, un peu de son quotidien et beaucoup de petites histoires. Mais hormis qu'il a été divorcé puis remarié, qu'il est père d'un ou deux enfants, qu'il doit surmonter les épreuves d'un AVC, et qu'il va bientôt rentrer chez lui, je ne pourrais en dire d'avantage et je pense que vous savez déjà pourquoi ? Oui, j'ai oublié. Cependant, précisons aussi que puisque nous avons tous deux été victimes d'un accident du même nom, j'en déduis que mon séjour hospitalier sera de courte durée. Cela me rassure. L'individu qui lui succèdera sera incontestablement moins facile à supporter. D'ailleurs je n'aurais pas à le faire longtemps. Il parle peu mais se plaint beaucoup. J'essaye de prendre sur moi. Mais la nuit venue : l'horreur ! Il ronfle si bruyamment qu'il m'empêche de dormir. Je ne veux pas le réveiller. Je tente diverses solutions : - échecs ! Il ne m'en reste plus qu'une : placer mon matelas dans la salle de bain.

9. Bientôt chez moi ?

Quand l'infirmière du matin rentre effectuer son tour le lendemain du changement de patient dans la chambre 520 à Babinsky elle bute sur le matelas de mon lit qui dépasse de la pièce où je l'ai mis. « - M. Moysan ?! Que faites-vous ici ? Ce n'est pas bien vous savez ? » La notion de bien et de mal doit être toute relative car, suite à ces événements, je serai transféré au sein d'une chambre individuelle. Seulement avant d'évoquer cette autre étape de mon parcours, il me semble utile de remercier ma marraine et mon oncle, son mari, d'être venus me rendre visite. Cela a du être éprouvant pour eux. Elle a été victime par deux fois d'AVC et peine à tenter de me rassurer. Elle y parviendra pourtant en me confirmant n'être que peu restée à l'hôpital. Tout me porte donc à croire que je retournerai bientôt chez moi. Il me faut également distinguer une autre personne avec gratitude : le directeur de l'établissement où j'enseigne. C'est lui qui a alerté mes proches que quelque chose d'anormal se produisait. Je lui suis redevable. Nous discutons avec grande amabilité. Il me rassure sur mon travail, m'affirme que sa priorité est ma santé, et je me remémore alors qu'à une semaine près j'aurais dû recevoir de sa part une augmentation salariale conséquente.

10. Beaucoup de visites

Mon nouvel espace de vie est pour moi comme un palace. À gauche de l'entrée : la salle de bain et les toilettes, le tout étant plutôt spacieux et de bon goût. À coté, mon lit face à une télévision que je n'allumerai pas ou si peu, des meubles pour ranger ses affaires, de petites tables, mais également de grandes fenêtres qui rendent la vue sur l'extérieur agréable. En ce lieu, je me sens bien. Des gens de la famille et du travail viendront. Pas toujours ceux que j'attendais. À l'heure où ces phrases s'écrivent, je devrais citer de nombreux noms et prénoms en guise de remerciement. Cependant la liste est longue et de peu d'intérêt littéraire. J'agirai donc autrement. Ce n'est pas dans les premiers temps d'un drame que les gens viennent à manquer, c'est après quand le malheur perdure. Je n'en suis pas encore à ce stade. Chaque jour se passe avec un nouvel examen à effectuer, et bien sûr chaque lendemain le précédent est déjà quasiment oublié. Néanmoins je ne le réalise pas, j'ai l'étrange sensation d'aller de mieux en mieux. Même mon premier test orthophonique plutôt alarmant ne m'inquiète pas. Sur les 80 images simples à nommer telles que couteau, fourchette, pigeon, coq ou autres, je n'en cite qu'une vingtaine. Il s'avère pourtant que je réussis à me faire comprendre.

11. Annonce de transfert

D'après les papiers médicaux nous devons être le 25, 26 ou le 27 mai 2013. Dans le second cas, ai-je été capable de réaliser qu'il s'agissait de l'anniversaire de ma sœur ? Ses trente ans. Lui ai-je souhaité de vive voix ? Peut-être. Je sais que nous lui avons offert un cadeau avec Sébastien plus tard. D'ailleurs, il n'eut pas l'effet escompté. Je croyais qu'elle aimerait effectuer un second saut en parachute. Le premier lui avait paru formidable. Pour de bonnes raisons elle échangera celui-ci. Je l'ai sûrement appris mais j'ignore contre quoi ? Quant à moi, il s'agit d'un très mauvais jour de plus. Il m'est imposé que mon temps à l'hôpital se prolonge. Je vais une nouvelle fois être transféré dans un service qui m'est inconnu : la rééducation neurologique. Aussi, je ne saisis pas pourquoi je suis traité ainsi, différemment de tous les autres cas similaires au mien que je connais ? Du coup, cette décision sera prise à ma place sans que je l'approuve. Mes parents sont appelés à faire le choix entérinant l'ordonnance médicale. Véritable humiliation, mon avis ne compte plus. J'enrage. La gravité de la situation m'échappe. J'en veux à mes proches comme aux médecins. Puisque je me sens infantilisé et non écouté, je parlerai de moins en moins, jusqu'à me taire ; de toute façon, à quoi bon ?

12. Les nouveaux lieux

Finalement, l'heure de choisir le mutisme n'est pas encore venue. Je pardonne étonnement vite à mon goût. Cela m'inquiète beaucoup. J'ai besoin d'être entouré ; aimé. Recevoir du monde me rassure sur l'homme que j'ai été. Comme si les pires crapules n'accueillaient aucune visite et que tous les individus en bénéficiant le méritaient, je me dis que j'ai du être quelqu'un de bien pour que l'on m'apporte autant d'attention. Mes pensées sont réductrices. Durant mon transfert qui s'effectue à pied, environ cent cinquante pas, peut-être un peu plus ou au contraire un peu moins, je me demande pourquoi j'en suis arrivé là. J'aimerais frapper dans un punching-ball jusqu'à l'exploser. Le bâtiment de rééducation n'offre aucune réjouissance. Doux euphémisme, il me semble extrêmement laid. Le rez-de-chaussée où se situent l'accueil et les bureaux médicaux, ainsi que le premier étage seront d'ailleurs rénovés à ma sortie. Mais n'anticipons pas trop les choses. Les chambres demeurent au niveau supérieur, le second. Il s'agit d'un long couloir avec au centre une salle à manger pour vingt personnes environ ; à proximité : deux douches ; et se situant tout au fond à gauche-gauche lorsqu'on emprunte l'un des ascenseurs ou l'escalier, une salle commune. Ma chambre sera vers le milieu à droite-droite.

13. La chambre à droite-droite

Au sein du nouvel endroit où je demeure qui ne mériterait aucune description tellement les lieux sont repoussants, sachez simplement qu'il y a deux lits occupant un espace assez vaste et d'immenses toilettes au fond à proximité des fenêtres. Quelques meubles pour ranger ses effets personnels et une télévision qui ne sera allumée ni par moi ni par l'individu qui y réside. Cet homme a les cheveux rasés, une barbe naissante parfois - selon la flemme du matin - un corps très frêle, disgracieux jusqu'à son étrange visage et ses lunettes, il est également intelligent, manipulateur et persuasif. Ce qui l'a conduit à l'hôpital est un accident de moto. Il peine à marcher longtemps, son corps le fait souffrir. Sa femme, une étrangère originaire d'Europe de l'est, s'avère endurante, douce et gentille. Elle est d'une prévenance incroyable, surtout au vu du traitement qui lui est trop souvent réservé. Chaque jour elle lui offre d'alléchants repas préparés avec un dévouement frôlant la soumission. Il l'a choisie sur Internet comme on va faire ses courses parait-il. L'ingrat ne la remercie pas. Il préfère se mettre en avant. Il me narre habilement l'histoire de l'extrême droite, ses pensées, ses auteurs. Jamais je n'adhère à ses dires, mais je dois admettre les écouter. Et ce signe aurait dû être alarmant.

14. De 6 à 8h

Ma première semaine dans cet odieux bâtiment semble vide de sens. Tandis que les autres patients suivent leur rééducation, mes seules activités sont dormir, recevoir des visites, et rester au lit éveillé à attendre que le temps passe. Les secondes paraissent des heures, les heures des jours, les jours interminables. Et chose étonnante, j'ai la désagréable sensation de régresser. Je communique avec autrui de moins en moins convenablement et réfléchis de plus en plus lentement. Aussi, on insiste pour que je me repose d'avantage encore. Normalement, le réveil obligatoire a lieu un peu avant 8h. Dans la merveilleuse chambre à droite-droite c'est 6h max. L'ingrat se lève pourtant silencieusement, en sortant de la chambre rapidement, mais j'ai le sommeil léger et le moindre bruit de lui ou des employées du matin le perturbe. N'allez pas croire à un reproche de ma part, il s'agit juste d'un constat. D'ailleurs se lever tôt offre la possibilité de prendre une douche correcte sans que personne ne vous fasse la réflexion d'être trop long, situation qui vous exaspère immanquablement après 7h30, puisque pour les aides-soignantes trois minutes suffisent. J'ai la fâcheuse impression de replonger en enfance. Vous êtes à tour de rôle chouchouté, dorloté, cajolé, rendu dépendant, engueulé, puni, rééduqué.

15. Petit déjeuner

Aux alentours de 8h, la salle à manger se remplit progressivement pour le petit déjeuner. Les valides, peu nombreux, s'installent le long des murs ; il faut évidemment laisser les places accessibles aux paralysés en fauteuil roulant. Les gens qui le peuvent parlent. Les autres s'expriment avec un sourire, une expression du visage, les mains, et dans les cas les plus graves même avec les yeux. Du temps est nécessaire pour les comprendre avant de leur répondre mais la communication devient assez simple finalement. Il suffit de la vouloir, ce qui arrive relativement peu souvent. Voir autrui en souffrance aggravée alors que soi-même on est en souffrance a quelque chose d'insupportable. Je n'ose imaginer les insurmontables épreuves que ces personnes traversent. Et dire que je ne parviens déjà pas à encaisser mon AVC. Comme c'est effrayant. J'ai été si longtemps à l'écart de pareilles situations. Je crains de ne jamais pouvoir m'en sortir. Trop de gens parmi nous luttent depuis trop longtemps sans amélioration. D'après eux chaque jour se répète en commençant dès le matin avec le même petit déjeuner : Thé ou café, jus d'orange, pain, beurre, confiture. Je n'en raffole pas, toutefois le plus grand nombre est satisfait, donc il n'y a aucune raison de se plaindre. Souvent, il s'agit de moments agréables.

16. 9h-midi

À partir de 9h30, les activités de réadaptation commencent. Elles ont lieu au premier étage. Généralement, on y accède par l'un des deux ascenseurs qui s'ouvrent devant une grande salle d'attente permettant de patienter avant les cours d'orthophonie qui se déroulent habituellement mais pas uniquement dans l'une des trois pièces en face. En face également, néanmoins à droite cette fois-ci, un couloir mène à l'étroit cabinet de la psychologue et aux salles d'ergothérapie. En ce qui concerne la kinésithérapie c'est à gauche - gauche - droite ou en bas au rez-de-chaussée. Mais là, je ne peux vous en dire d'avantage. Si vous avez compris, vous pouvez estimer n'avoir rien à faire ici ; sinon le temps sera long. En ce qui me concerne, j'espère sortir rapidement. Le plus vite sera le mieux. J'en ai au minimum pour deux ou trois semaines d'après les autres. Comme si deux ou trois semaines c'était pareil. Je me sens en prison. Je vais jusqu'à porter un maillot qui le prouve. Plus tard Eric Z, qui sortira le même jour que moi, m'appellera prisonnier 52-53. Il fera beaucoup rire avec ce surnom que d'autres reprendront. Toujours est-il qu'en attendant je me tourne vers ceux qui vont le mieux. Deux hommes de 25-30 ans en font partie, ainsi que l'ingrat et deux femmes : Emilie et ... (Ma mémoire me joue des tours).

17. À table

Il est étonnant de constater que la médecine ait réalisé tant de progrès au cours des deux derniers siècles et qu'elle n'ait en revanche pas assimilé l'importance de se sustenter correctement dans le processus du bien être. Ici ne rien avaler paraît un signe encourageant de santé. Sans exagérer, pratiquement tout est dégueulasse ! L'ambiance du midi et du soir est par conséquent plus lourde à supporter. Au début, chaque repas offre l'espoir d'un changement appréciable et puis à la longue il y a ceux qui se révoltent et ceux qui se lassent. Lorsque l'opportunité se présente, on essaye de s'arranger autrement. Mais l'interdiction ou l'impossibilité de sortir de l'hôpital demeure un inconvénient majeur pour ceux qui sont seuls ou handicapés. On les prive ainsi de l'un des rares plaisirs dont ils pourraient bénéficier. Personnellement, j'ingurgite maintenant n'importe quoi ; rien d'équilibré comme sont censés être définis les repas. À vrai dire, mal se nourrir n'est pas une nouveauté en ce qui me concerne : adulte, je n'ai jamais mangé sainement. Mon problème, et je ne m'en doute pas encore, est que je ne fais plus de sport, que je me déplace trop peu, que mon corps s'affaiblit et donc que j'engraisse sans le savoir puisqu'aucune balance n'est à disposition.

18. L'après-midi

Suite au déjeuner, en général, l'après-midi est libre. Des séances d'ortho, d'ergo, de psy ou de kiné ont lieu mais elles se font plus rares et sont attribuées à moins de patients du 2ème étage. Une bonne raison l'explique, les visites commencent à 13h - 13h30. Aussi, comme des écoliers, les patients peuvent accomplir leurs devoirs, ce que je ferai en travaillant essentiellement l'ortho. Sans rien exagérer il me faudra plus de trois heures pour apprendre par cœur trois misérables lignes et une de plus en ce qui concerne les exercices complémentaires. J'en pleurerais. Car même si j'ai suivi d'assez longues et brillantes études, je n'ai jamais fourni aucun effort pour y parvenir. La chose est nouvelle, alors je doute. J'ai besoin de faire des pauses. Et l'un des jeunes de 25-30 ans, victime d'une maladie rare, paralysante, potentiellement mortelle, m'accompagnera. Nous discuterons, sortirons, rirons ensemble. L'autre jeune, un beau black nommé Samba ayant subi un AVC sans séquelles majeures, est également profondément gentil. Il profitera de ses visites quotidiennes à l'heure où l'on rentrera. En remontant, nous croiserons généralement le très attentionné Eric Z, l'aimable Emilie recevant en fauteuil roulant son époux et ses deux enfants allant à l'école primaire, les autres.

19. Début de soirée

Après le repas du soir qu'il est inutile de décrire sauf à vouloir être redondant, la pendule devant la salle à manger indique à peu près 18h30, l'heure des visites qui me sont destinées. Père, mère et sœur alternent à tour de rôle afin qu'il y ait toujours quelqu'un auprès de moi. J'ai de la chance mais je déteste qu'on me le dise. Parmi les malades, finalement, je crois que personne n'en a. Comment réaliserais-je l'immense privilège d'être entouré, focalisé sur ce qui me vient à manquer ? Impossible. Pourtant mes proches m'encouragent à relativiser pour progresser. Puisque ma marraine et ma cousine ont énormément récupéré, il n'y aucune raison que je n'y parvienne pas. Apparemment ils ignorent l'état de certains patients parmi nous qui vivent là depuis un an. Ce qui est censé m'encourager me met inévitablement la pression. Et si pour la première fois que c'était réellement important, j'échouais ? La chose la plus essentielle à mes yeux était la poésie, j'ai maintenant ce qu'on appelle le manque du mot. L'écriture, c'est fini. Triste ironie du sort, j'avais réduit mon temps de travail exprès à cette fin. Au lieu d'obtenir des augmentations, je cumulais les cours en moins. J'étais parvenu à enseigner deux fois huit heures par semaine au lieu des vingt-cinq heures initiales. Mon idéal, quoi !

20. Le soir

Jusqu'alors nul ne m'a jamais précisé que les médecins n'annoncent pas la mort de quelqu'un tant qu'ils n'en sont pas absolument convaincus. Et que dans mon cas, si la tumeur au cerveau a bien été évoquée, mon décès sous 48h non. Il s'agit d'une interprétation de ma part. Aussi, je ne prétends pas avoir raison, j'affirme dire la vérité. Ce sont parfois deux choses réellement différentes. Par conséquent il devient important de ne pas croire sur parole ce que je vous révélerai, non parce que je mentirais, mais car les perceptions peuvent fausser l'analyse et évidemment les conclusions. Ceci étant maintenant avoué, avançons. Il est plus de 20h quand produisant trop de bruits dans le couloir nous nous réunissons dans la salle à gauche-gauche. Les deux jeunes de 25-30 ans ont une joie modérée mais ils vont bientôt sortir de cet enfer hospitalier. Nous discutons vraiment de tout ; et puis un soir, de façon inattendue, nos pires examens viennent sur le tapis par ma faute. Ma réponse est vite trouvée, j'ai vécu l'insupportable avec l'IRM. À mon grand étonnement celle de Samba divergera. Nous avons tous deux subi un AVC et il affirme se souvenir d'un tuyau enfoncé dans la bouche descendant profondément vers le ventre par l'intermédiaire du tube digestif. Son récit est angoissant.

21. Plus de 23 heures

Plus de 23h et les longues journées ne sont toujours pas terminées dans la chambre à droite-droite. L'ingrat a encore le besoin de parler. Les malheurs de notre pays relatés par cet odieux penseur prétentieux deviennent de plus en plus insupportables. Je finis par croire qu'il s'imagine pouvoir me convaincre tandis que je ne cherche qu'à comprendre ce qui pousse un homme ingénieux et cultivé à embrasser les absurdes théories qu'il débite. Il affirme vouloir partir dans le beau pays d'origine de sa femme ; et je n'ai qu'une envie, lui dire : Allez, vas-y l'ingrat, casse toi et vite ! Je suis convaincu que tu ne seras pas déçu. Son comportement m'entraine sur une mauvaise voie, celle qui conduit à se protéger de l'intolérance d'autrui par des réflexions de bas niveau. Néanmoins s'il me pousse sur le chemin de la bêtise, je me contente de me taire et d'encaisser ses trop exaspérantes inepties. Après tout, qui suis-je pour désirer le recadrer ? Je crains de devenir étroit d'esprit. L'ingrat poursuit donc, sans relâche, parfois même jusqu'à une heure du matin. À l'écouter, tout est de la faute des étrangers. Mais à l'évidence, si je dors de moins en moins c'est en partie de la sienne. Je fatigue et indéniablement il s'en moque. Lui va de mieux en mieux, dans ces conditions, où se situe le problème ?

22. Mon meilleur ami

Mon meilleur ami, avec qui je vis en colocation depuis plus de treize ans, était parti en Pologne au mariage d'un ancien voisin la semaine de mon AVC. J'avais beaucoup regretté que la période des examens m'empêche d'entreprendre le voyage. Après la fête, il devait en profiter pour prolonger le séjour par un périple en Suède. Nous sommes rarement séparés Sébastien et moi, et c'est fort logiquement que ma sœur l'appela quand elle fut avertie de mon absence par le directeur de mon école et qu'elle ne parvenait pas à me joindre le lundi 13 mai. Il lui conseillera judicieusement de solliciter Mathieu pour pénétrer dans l'appartement. D'abord inquiet puis attristé, il écourtera sans hésiter ses vacances et reviendra en France avant mon premier week-end hospitalier. Pourtant, de son retour je n'ai pas le souvenir. C'est un fait qui m'exaspère. Je me sens fautif et imagine à quel point ce doit être frustrant. En revanche je me rappelle parfaitement que ma première sortie de la Salpé s'est effectuée en sa compagnie. Il est venu me chercher le premier vendredi de juin après 16h, comme le précise l'autorisation hospitalière qui m'a été remise, et nous avons réalisé ensemble le chemin pour notre appartement en effectuant un arrêt à la Fnac des Halles afin d'acheter le fameux cadeau pour ma sœur, le second saut en parachute.

23. Sébastien, le retour

Arrivé à destination, notre domicile que j'avais quitté en désordre est à nouveau rangé. Le canapé et la table du salon ont été remis en place ; le sol avec de la pisse près de la fenêtre du salon et de la porte d'entrée a été lavé ; les affaires renversées ont été redressées et le téléphone fixe détruit jeté. Seb a tout entrepris pour que je me sente bien. Il essaye d'être aux petits soins. Il m'avoue ne pas savoir comment agir et je dois admettre avec regrets que moi non plus. On se connait par cœur. Entre nous il n'y a jamais un mot plus haut que l'autre, jamais de reproche, jamais de mensonge, nous nous apprécions pour ce que nous sommes et non pour ce que l'on voudrait paraître. Il est de taille moyenne, avec un petit peu d'embonpoint lié à l'âge, chose qu'il a du mal à accepter car c'était un bel enfant, un joli jeune homme et qu'il n'est plus qu'un homme charmant. L'intelligence ne lui fait pas défaut et il préfère écouter plutôt que parler, ce qui est quand même une qualité essentielle pour m'apprécier. À six mois près nous avons intégré la même école d'ingénieur. Lui suivra une formation en urbanisme qui lui conviendra, tandis que je choisirai le génie mécanique avec spécialité acoustique et vibrations sans que ces études ne me passionnent. Doux, généreux, attentionné, facile à vivre, Sébastien mon meilleur ami.

24. Comment s'appelle-t-elle ?

Durant mon premier week-end tant attendu à la maison nous avons accueilli César, un voisin du 3ème étage avec lequel Seb était parti en voyage en Pologne puis en Suède et qui nous invite régulièrement chez lui prendre l'apéro et discuter. À son avis, j'ai quelques difficultés de langage ; et même si j'ai l'air d'aller plutôt bien, vu les circonstances, je décroche assez vite lors des conversations. Pour le reste, je peux seulement dire que j'ai dormi en rêvant que tout soit redevenu comme avant. Puis retour à l'hôpital le dimanche à 18h. Là, allongé dans mon lit étroit, j'ai des souvenirs du seul amour que j'ai éprouvé. Cependant, impossible de me rappeler ses nom et prénom. J'ai été incorrect avec elle, à tour de rôle nous nous sommes mutuellement nuis pendant 4-5 ans. J'ignore qui a fait le plus souffrir l'autre, peut-être était-ce moi, mais celui qui s'en est remis le moins vite, je sais assurément qui c'est. Et tandis que je pensais ne jamais l'oublier ; l'aimer et la haïr pour toujours, tout en m'étant détaché d'elle ; voilà qu'elle revient me hanter d'une manière différente. Bon sang ! J'ai oublié les nom et prénom de la plus belle et brillante femme que je connaisse, la seule que j'ai aimée, celle que j'ai fini par quitter à regret pour pouvoir devenir qui j'étais. Et il ne me reste plus rien ; ni amour, ni parole.

25. L'effrayant examen

Cette semaine, mes cours de rééducation commencent réellement. Seulement il est inutile de les évoquer et vous allez maintenant savoir pourquoi. On m'informe que je dois passer un nouvel examen médical. Lequel ? J'imagine que vous pressentez déjà ce que je m'apprête à révéler. Moi non, j'ai fait un AVC qui s'est décliné quatre fois, et je mets toujours du temps à comprendre. Effectivement, il s'agit bien de ce dont nous avons discuté avec Samba. Et quand je réalise que le plus désagréable des examens post AVC est à venir, je perds le contrôle. Tout s'enchaine. Je préfère mourir que vivre le pire. Cela me semble logique. Si tel doit être le cas, je l'accepte, j'y suis déjà préparé. Mais souffrir, je refuse ; et les médecins n'aiment pas ça ! La nuit s'annonce longue. Je ne peux plus dormir. Je sors de la chambre et discute avec l'infirmière. Elle est franchement adorable, écoute ce que je dis et après deux heures d'angoisse montante jusqu'à la panique elle finit par me calmer en m'avouant que je ne suis pas obligé d'accepter les tests médicaux qu'on m'impose. Qu'à mon réveil, je pourrais prendre la bonne décision. Elle n'avait pas tort. J'aurai raison. Je déclinerai ce test. Non parce que j'avais peur, mais parce que je l'avais déjà effectué. Je m'en souviens parfaitement dorénavant. Et c'était bien le pire.

26. Réminiscence de l'AVC

Je n'ai pas fermé l'œil de la nuit à cause de ma crise d'angoisse provoquée par cet effrayant examen. Et puis le stress a suscité tellement de peur que la pire de toute est survenue, celle de revivre ce que j'appelle ma mort. Je crois que la raison pour laquelle on n'est pas censé se relever de ce genre de situation, c'est une panique gigantesque. Evidemment, je n'ai pas dû mourir à proprement parler, néanmoins je l'ai perçu ainsi. J'étais chez moi, dans mon lit, je dormais paisiblement. Puis mon cerveau commença à émettre un bruit strident et terrifiant qui me réveilla. Ce son très aigu et intense était comme celui d'une vieille machine dysfonctionnant, le même genre d'hurlement mécanique que celui que j'ai ressenti à la première IRM. Voilà qui pourrait justifier pourquoi j'ai déraillé à l'époque, j'ai eu si peur. Rapidement, ce bruit déjà fort et inquiétant s'est intensifié jusqu'à devenir insupportable. Affolé par la situation, j'entreprends donc de me lever. J'y parviens temporairement. J'ouvre la porte fermée de ma chambre avant de m'effondrer et je rampe à l'aide de mes bras jusqu'au téléphone. Je tente plusieurs fois de joindre ma mère. J'échoue. Le téléphone m'échappe, je suis terrorisé. C'est la fin. Allez abandonne, ce n'est pas grave, tu as bien vécu, tu as fait ce que tu voulais. Heureux, j'aime ma famille, mes amis, adieu.

27. Dr P, S et X

J'ai revécu intensément trois ou quatre fois l'événement de ma mort, et je ne comprends toujours pas mon retour à la vie. Quand on se rappelle s'être résigné à périr, et que l'ultime conclusion semblait bonne, devoir exister devient terriblement difficile. Je n'arrête pas de pleurer. Je sais enfin ce qui s'est produit et je n'ai plus à croire autrui. Ce que j'ai ressenti concorde avec le diagnostic médical, ils ont vu juste. Pourquoi ne veulent-ils pas admettre ma réminiscence de l'AVC ? Ils s'inquiètent. Pour la première fois, je vois la Dr P accompagnée d'une interne, la Dr S, ainsi que d'une troisième personne en formation que je décide d'appeler la Dr X. Jusqu'à présent la Dr S s'est occupée de moi, et plutôt bien je dois l'avouer, mais ici et en cet instant la Dr X et elle reçoivent une vraie leçon d'apprenti. Comme si on leur enseignait leur métier, ce qui n'a rien de rassurant. Pire, la Dr P affirme que je suis délirant, et je ne sais quoi d'autre encore. Non mais pour qui elle se prend ? Son ton professoral me répugne, et on la laisse faire ? Aurais-je été soigné par des novices ? À mon avis, la Dr X ne croit pas une seconde sa supérieure, elle me regarde gentiment, presque désolée et je pense pouvoir lire en elle, du coup je ne me fie pas à son jugement. La seule qui doute en silence et qui garde ma confiance est la Dr S.

28. Excuse-moi maman

Je dirais que j'ai demandé à ce qu'on appelle ma mère, et que la personne en charge de cette responsabilité a eu l'autorisation d'accéder à ma requête. Sur les papiers administratifs de l'hôpital, à la question « personne à avertir » j'avais pourtant répondu Sébastien. Il me le rappellera plus tard puisque je lui réclame parfois confirmation des faits pour narrer au plus juste mon histoire. Cependant, on ne m'a pas envoyé en psychiatrie sans raison valable tout de même. Non, il s'est vraiment passé un événement inquiétant : « une bouffée délirante » ou quelque chose qui s'y apparente et qu'il n'est pas reprochable de prendre pour de la folie. En ce qui me concerne, j'appellerai parfois cela ainsi. Toutefois ne précipitons pas trop les choses. Pour le moment, je pleure ; et en même temps, étrangement, je suis heureux. Je me souviens parfaitement du drame qui a abouti à mon actuelle situation, tel que je l'ai perçu au moins ; et je le souhaitais, car il n'est pas simple que de devoir croire les autres sur parole quand on ne se rappelle de rien. Puis en sa présence, je m'excuse auprès de ma mère de lui en avoir voulu d'avoir autorisé mon transfert en rééducation neurologique. Elle semble en être soulagée. Même si je ne l'ai jamais vu en état de faiblesse face au drame de l'AVC, je crois qu'elle en avait besoin.

29. Test neuropsychologique

L'hôpital finira par valider, sans s'excuser bien entendu, le fait que j'avais déjà passé l'examen qui déclencha ma réminiscence de l'AVC. Ils avaient égaré les résultats. Puis un événement trompeur va survenir, ce qui leur permettra d'occulter cette erreur. Aussi, j'aimerai me venger, leur faire mal comme ils m'ont fait psychologiquement souffrir car je finis par penser qu'il est vain d'espérer autre chose d'eux. Mais qu'importe. Je dois désormais évoquer les 2x3 heures du test neuropsychologique qui m'a détruit le moral, et un exercice consistant à regarder 25 images en un temps donné. Chacune de ces images sera noyée parmi 3 autres, seulement vous l'ignorez et bien entendu on vous demandera de les retrouver. Croyez-le ou non, dès la troisième fois, pour chaque lot, j'aurai la désagréable impression de répondre au hasard, et je demanderai à arrêter. La neuropsychologue qui connaît son métier me fera poursuivre sans me rassurer pour autant. Bilan final : 18 bonnes réponses. C'est une des épreuves les mieux réussies. Pourtant, plutôt que de me consoler, j'ai la sensation que tout m'échappe, que ce n'est pas rationnel. Et je hais profondément perdre le contrôle, ce qui est justement le problème qui m'affectera par la suite. Car peu après, une situation singulière changera plus encore ma vie.

30. Dieu ou la bouffée délirante ?

Depuis la réminiscence de l'AVC j'absorbe de nouveaux médicaments et j'imagine qu'ils me sont néfastes. J'ai la tête embrumée. Je ne réfléchis pas comme d'habitude. J'ai des idées non réfutables qui s'imposent à moi dont mes proches s'inquiètent. Mon nom Moysan viendrait en breton de Moïse. Celui de ma mère est Berger. Le prénom de ma sœur Gwenaëlle signifie Ange blanc. Dans un état délirant médicalement parlant, que je qualifierais plutôt de quasi transcendance, j'alterne entre ce qui m'apparaît être des phases de troubles et des instants de profond discernement où il me devient clair qu'il n'est plus temps de refuser ces vérités. Pourtant je lutte contre ces révélations, et j'en souffre. Seul l'acceptation m'apaise. Mais jeune, je connaissais déjà ces faits. Mon esprit pourrait se jouer de moi. J'ai d'ailleurs une mission quasi impossible à accomplir, régler le conflit Israélo-Palestinien. La tâche est ardue tant il y a de causes au conflit. Si les forces politiques du peuple Juif qui a trop souffert au cours du 20 ème siècle font souffrir plus que de raison des hommes et des femmes qui ne le méritent pas, celles du camp opposé ne font rien pour que cela s'arrange. Et pendant ce temps : Jésus Christ pleure, des bouddhistes se font massacrer, les africains se meurent, ainsi que tant d'autres partout dans le monde.

31. Le garde fou

Je me sens mieux à présent que j'ai accepté ma mission. J'exige de quitter l'hôpital, la mascarade n'a que trop duré. J'ai des choses à accomplir. Peu importe ce qu'on en pense. Je ne veux pas perdre l'essentiel, cette force divine qui me guide. J'ai néanmoins l'idée de m'établir un garde fou. Dans le cas où je ne sortirais pas de la Salpé tandis que tout aura été entrepris pour, excepté la violence, j'interpréterais la situation comme une invention de mon esprit, et par conséquent je refuserais mon devoir assigné et retrouverais le bonheur. À l'évidence, c'est la seule façon de s'en sortir sain et sauf. Aussi je demande à ce que mes parents viennent me chercher en ne leur laissant qu'une heure. Le délai semble bien trop court d'où ils viennent, mais en ce qui me concerne c'est suffisant. En contrepartie, je répondrai aux questions qu'on s'obstine à me poser. La première étant « À quoi ressemble Dieu ? ». Sincèrement, pour des professionnels, peut-on formuler plus stupide ? Je n'ai jamais prétendu l'avoir vu. Bref, passons. - Que vous a-t-il évoqué et comment ? aurait été plus pertinent. La question m'est reposée. J'écrirai ce qui m'a été dévoilé. Quant au comment, sur l'instant je pense que nul ne le saura jamais. D'une part parce que j'estime ne pas avoir été pris au sérieux, d'autre part car personne ici ne mérite de l'apprendre.

32. L'intervention de nuit

De plus en plus d'agents de la sécurité se pressent. La direction n'est franchement pas maline. La plupart sont déjà intervenus quelques jours auparavant pour un cas de folie. Je sais donc ce qu'il en est. Je suis maintenant un fou. Et finalement, cela me semble beaucoup plus facile à admettre. Je n'ai aucun pouvoir, ni de guérison ni de quelque autre forme que ce soit. Je n'ai d'ailleurs jamais prétendu en avoir. Soyons réaliste, je ne suis qu'un idiot parmi les idiots et j'aurais forcément fini par réaliser des conneries. Dieu m'a quitté en ne me laissant que l'idée d'avoir été habité. Minuit trente, je sors de la salle où je me suis réfugié, l'heure s'est écoulée. Mes parents ne sont pas là. Il est temps que je me rende. Je n'oppose aucune résistance. Certaines personnes me demandent pardon, ce qui me paraît complétement absurde puisque je suis délirant c'est à moi de m'excuser, à moins que mes écrits soient anormalement corrects pour quelqu'un qui a le manque du mot. En ce qui me concerne, j'en suis persuadé, mais jamais je ne les reverrai. La gentille infirmière de nuit pleure ou quasi. Je la fais souffrir et j'en souffre en retour. Je n'oserai plus la regarder dans les yeux. Elle m'accompagnera dans la salle à gauche-gauche où je serai piqué comme on pique un chien pour le tuer. Car seul un fou peut croire résoudre la misère du monde.

33. Je dois pardonner

Où commence la folie ? Et pourquoi ce qui s'est passé dans ma tête signifierait que ce n'est pas réel ? D'habitude, n'est-ce pas l'inverse ? Si nul ne me croit, au nom de quoi devrais-je écouter les membres du personnel médical ? Qu'est-ce qui justifie qu'ils refusent de me montrer mes écrits tandis que j'ai un sérieux manque du mot ? Je les hais, mais il me semble que pardonner n'est pas quelque chose que l'on fait parce que l'autre le mérite. Il est trop simple d'excuser seulement ce qui peut l'être. Par conséquent, je leur pardonne de m'envoyer chez les fous. On ne peut pas exiger d'autrui ce que soi-même on est incapable d'assumer. De plus, permettez-moi une dernière digression avant de clôturer cet événement de mon passé. Savez-vous comment les employés appellent la Salpé ? Eux, ils disent la Pitié. Parfois la vie est ironique, non ? On me demande d'oublier alors que d'habitude j'oublie et j'essaye de me rappeler. Mon transfert chez les fous va prendre un temps fou. En attendant, l'Ingrat m'a insulté en mon absence. Il a lâchement rit à mes dépends. Pauvre mec, si seulement j'étais taré comme il l'a dit, je lui défoncerais sa putain de gueule de con jusqu'à le faire s'excuser de tout ce que j'ai pu entendre d'ignoble à son contact. Toutefois, il faut croire que la vie est injuste ! Car même à lui, je dois pardonner.

Bon cœur et mauvais sang
- Ou l'histoire d'un AVC -

Partie II

34. En psychiatrie

Père et mère m'ont affirmé avoir été retenus le soir de ma « bouffée délirante ». « Rien de grave ne s'est produit, tu as divagué, cela arrive » m'ont-ils dit. Comme si cet épisode de ma vie était quelque chose de commun et que Dieu vous parlait tous les jours. Qui a déjà vécu ce genre de situation ? Et que fait-elle de moi ? Je n'ai plus confiance en personne pour m'aider à résoudre mes problèmes. J'aime profondément mes parents mais je les considère en partie responsables de mon enfermement. La prolongation de mon séjour à l'hôpital était leur choix, pas le mien. Et dorénavant je crains d'y rester longtemps, défoncé aux médicaments. Je leur en veux. Pourquoi en serait-il autrement ? Ils n'envisagent même pas la possibilité que ce que j'affirme puisse être avéré. Je suis seul. Et à quoi bon communiquer lorsqu'on ne peut pas convaincre ? Car soit ils ne m'écoutent pas, soit ils ne me croient pas. J'ignore laquelle de ces deux solutions est la pire. Je me sens faible de ne plus savoir parler, néanmoins je décide de répondre aux questions hebdomadaires du psychiatre car j'aspire à quitter cette prison médicale. Il paraît impossible de s'échapper, les fenêtres sont clôturées par des barreaux et la porte de sortie est bloquée. Du coup, je ne m'aventurerai pas à fuir, c'est une alternative vouée à l'échec.

35. L'entretien

Vous pouvez posez vos questions docteur, je suis prêt. « - D'accord, commençons. Pourquoi n'acceptez-vous pas de séjourner en psychiatrie pour vous reposer M. Moysan ? » Sincèrement, je pense que je me reposerais mieux chez moi. De plus, personne n'ignore qu'être ici n'est pas bon signe ; et je n'échappe pas à la règle. « - Que vous est-il arrivé ? » Je vous l'ai dit : un AVC sévère, lisez les comptes rendus médicaux. « - C'est votre avis qui m'intéresse. » (Silence) « - Vous ne me répondez pas ? » Si mais vous ne me posiez aucune question. « - Que ressentez-vous ? » Joie et colère, espérance et peur, savoir et ignorance. « - Ce ne sont pas tous des émotions. » Exact. « - Pourquoi votre AVC est-il sévère ? » Il a touché quatre zones de mon cerveau. « - Vous auriez pu dire, j'ai subi un grave AVC. Vous avez dit sévère. » Le manque du mot. « - Je ne crois pas, non. Vous trouvez injuste la situation dans laquelle vous êtes. » Est-elle juste ? « - Elle est, parce que vous êtes en vie ; c'est tout. » Et vous voulez savoir si je suis heureux de l'être ? « - L'êtes-vous ? » Dans ma situation, j'ignore quelle réponse ne me ferait pas passer pour fou ? « On n'emploie pas ce terme parmi nous, vous savez ? » D'autres le font. « - Peut-être, mais ils se trompent. Et il est inutile de les imiter. »

36. Incompréhension et peur

Au début de mon séjour en psychiatrie, je me sentais tellement différent des autres internés, en majorité des bipolaires et schizophrènes, qu'ils me faisaient peur. Du coup, j'étais persuadé de ne pas être à ma place. Un séjour de repos, voilà de quelle manière on m'avait vendu cette garde à vue médicale. Mais n'aurais-je pas été fou de le croire ? La nuit, je mettais des boules Quies afin de ne pas les entendre crier ; ils hurlaient si fort, qu'ils en étaient effrayants. Certains disent que, comme des appels à l'aide, ces cris terrifiants vous glacent le sang, vous hérissent le poil, et d'autres choses plus imagées encore. Curieusement, ça m'a réduit au silence. J'en ai vite conclu, afin de sortir de là rapidement, que se taire représentait un signe de bonne santé pour les médecins. D'ailleurs, le manque du mot ne me permettant pas de m'exprimer convenablement, je ne parlais plus qu'à la demande d'autrui. J'ajoute également qu'en ces lieux j'ai craint de devenir prisonnier de ce que j'étais : de ma nature rebelle, de mon envie de lutter contre leur pratique de privation de liberté. J'imaginais qu'ils auraient pu s'en servir contre moi. Une expérience n'a t-elle pas démontré un jour qu'il suffisait qu'un expert proclame fou quelqu'un qui ne l'était pas pour que tout le monde le croit ?

37. Dernier arrivé, premier sorti

Allez savoir dans certains cas qui est le plus fou des deux, le médecin qui interne dans le but de guérir ou le patient qui extériorise puisqu'il veut sortir ? J'avais tendance à penser à l'époque que la vraie utilité d'une prison psychiatrique était plutôt de protéger ceux qui sont à l'extérieur, car comment un individu privé de tout ce qui le responsabilise pouvait-il retrouver raison ? Néanmoins il me faut avouer que ce type de réflexions était une forme d'auto-défense et que le personnel présent a tout fait pour que j'en sorte rapidement. Durant mon séjour, ils m'ont même créé des activités particulières afin que je ne m'identifie pas aux autres internés. J'ignore combien de fois ont été prononcées les phrases « vous êtes ici pour vous reposer » ou « venez faire une activité avec nous ». Certainement beaucoup. Je n'ai pas toujours refusé au début et j'ai souvent accepté vers la fin, ce qui a conduit d'autres patients à réclamer également ces activités et temporairement du moins à les obtenir. Au fil du temps, une semaine peut-être, j'ai fini par accepter où j'étais et échanger avec les patients qui le pouvaient ou le voulaient. La plupart étaient sur la défensive et se méfiaient des nouveaux venus, mais ils n'avaient qu'une envie : quitter définitivement ces lieux, ce que je ferai au terme de quinze jours parmi eux.

38. La grande malade

J'ai maintenant une promesse à honorer. Il me faut parler d'une folle, une grande malade, elle souffrait de trois cancers et chacun d'eux hélas était mortel. De mémoire je dirais celui du poumon, du pancréas, et ... je ne me souviens plus du dernier. Il lui restait moins d'un an à vivre. Elle avait toujours le sourire teinté d'une grande gentillesse, et avait donné son corps à la science de son vivant pour être l'objet d'étude. Elle ne pouvait pas guérir, et elle n'en était pas effrayée. Pourquoi ? Tu as entendu Dieu me dit-elle, et bien moi je crois en lui. Je n'ai donc pas peur. La mort n'est qu'un passage vers un ailleurs meilleur que je suis prête à découvrir, mais le plus tard possible et après avoir lutté contre, pour le bien d'autrui. Elle semblait si convaincue, que je lui demandais quelle force pouvait l'animer ? Elle me retourna la question. Comment après ce que j'avais vécu, je pouvais ne pas l'être ? Je suis peut-être fou, lui répondis-je. Non tu ne l'es pas, tu es triste, et tu te sens seul, voilà tout. Apprendre à être heureux, c'est compliqué tu sais. Ce n'est pas parce que tu te mets toi-même dans le malheur, que Dieu doit t'en sortir. Cette phrase résonna en moi comme si c'était une vérité impossible à refuser qu'il me fallait accepter. Mais je m'y soustrayais. Car n'était-ce pas Dieu qui me faisait souffrir ?

39. Un trésor caché

Aussi insensé que cela ait pu paraître à quelques-uns de mes proches, avoir entendu Dieu devenait une source d'angoisse pour moi et non d'apaisement. J'avais toujours nié son existence par le trop plein de malheurs qui existaient ici bas, comme si prononcer son nom impliquait qu'il soit forcément le défenseur de la paix et le gardien du bonheur sur Terre. En était-il autrement ? Et me poser cette question me damnait-il ? Puisqu'il m'avait parlé une heure durant et que son message était apaisant, pourquoi étais-je toujours incapable d'en saisir le sens ? Les médecins m'ont proposé la venue d'un croyant de mon choix pour discuter. Mais que m'apporterait-il de plus que ce qui m'avait déjà été offert ? Dieu m'avait parlé et ce serait un autre qui me ferait comprendre ? Ils sont vraiment incapables de m'aider. Et j'en souffre. Pire, j'aimerais que tout le monde connaisse celui qui s'est adressé à moi avec cette langue si belle que l'imaginer m'aurait été impossible. Et l'on me refuse l'accès à ce qu'il a écrit par mon biais. Ont-ils le droit d'agir ainsi ? Jamais je n'ai supposé qu'ils aient jeté le texte rédigé sans me l'avouer. Celui-ci est bien trop important à mes yeux, et il ne viendrait à l'idée de personne de se débarrasser d'un trésor. Pour ma part, je pense qu'ils me le cachent.

40. Questions – Réponses du moment

Dans la mesure du possible, et mon esprit ne réfléchit ni vite ni bien pour le moment, j'essaye d'apporter des réponses aux questions qui m'habitent. Ainsi pour la première d'entre-elles : - Dieu existe-t-il ? Je pense que tant que la preuve vient à manquer, et elle manque toujours, il s'agit souvent d'un sujet où l'on est incapable d'écouter ceux qui s'opposent à nous. D'où mon désir de retrouver ce que j'ai écrit par l'intermédiaire de Dieu. Victime du manque du mot, le vocabulaire employé et le style inédit sans ponctuation pourraient prouver une intervention divine. Par la suite, en admettant son existence comme mon expérience m'y a conduit, je me demanderai pourquoi a-t-il choisi de s'adresser à moi ? Je ne suis qu'un homme ordinaire, prétentieux peut-être, mais pas au point de croire que je suis le plus à même de suivre sa volonté. Et incapable de parler correctement, comment envisager que je puisse retransmettre son message : Les politiques qui sont menées, nous conduisent vers des périodes de troubles importants ? Je suppose que son désir était que l'Homme s'améliore de lui même et qu'il apprenne par expérience. Dieu, du moins celui que j'ai entendu, ne formulait pas d'ordre mais prodiguait des conseils que la sagesse oblige à écouter. Et l'un d'eux était qu'il ne fallait pas nuire à autrui en son nom.

41. Les vertus du silence

J'ai mis beaucoup de temps avant d'accepter que les idées par moi défendues ne soient pas recevables, non par conséquence du manque du mot mais par médiocrité de la pensée affirmée. Je suppose que la plupart des gens sont victimes de leurs certitudes et qu'elles empêchent la possibilité d'un vrai dialogue. En fait, je me suis aperçu que même chez les personnes les plus intelligentes que je connaisse, parler avait pour but de convaincre et non d'écouter. Cependant si nul ne fait l'effort de comprendre ce qu'autrui a à dire, alors le dialogue devient inutile. Je m'énervais de perdre les batailles idéologiques pour lesquelles je m'engageais avant que garder le silence ne devienne un atout pour moi. Ainsi, forcé à me taire par mon séjour en psychiatrie, j'appris les côtés positifs d'une telle situation. Savoir écouter est une aussi grande qualité que savoir parler. Et ce n'est qu'après avoir assimilé cette leçon que je me remis progressivement à essayer de communiquer. Je me rendis alors compte que les autres souffraient du même défaut que moi, convaincre et non partager, voilà à quoi sert la parole pour la majorité des gens. Dans certains cas, nos souffrances s'allégeraient si l'on était capable de s'entendre ; et nous pourrions essayer de nous accorder pour produire autre chose que nos dissonances.

42. Compte-rendu d'hospitalisation

Parce que j'ai saisi que vouloir avoir raison sur tout, le plus souvent nous donne tort ; je décide de défendre des idées que parfois je n'ai pas, afin de mesurer la qualité de celles-ci. Mes proches sont surpris. Ils ne comprennent pas ma nouvelle façon de penser. Mais sous l'emprise des médicaments et des séquelles de l'AVC, ce projet est trop ambitieux pour tenir, et il me faudra le reporter à plus tard. En attendant, je suis renvoyé en rééducation neurologique, au service de réadaptation, avec l'évaluation psychiatrique suivante : « à l'admission, le patient est de présentation correcte avec une sédation importante et un contact partiellement réticent. Il ne présente pas de syndrome délirant ou dissociatif. Il est euthymique. Au cours de l'hospitalisation le traitement sédatif par Loxapac et Valium est progressivement diminué. Le patient critique l'état délirant de thème mystique auquel il fut confronté et ne présente plus de vécu persécutif. Conclusion de sortie : Bouffée délirante aigue en rémission complète sous médicament Risperdal 4 mg dans un contexte d'accident vasculaire cérébral à J20 chez un patient de trente trois ans qui fut consommateur de cannabis. » À la remise en main du document, je demanderai des informations sur les éventuelles critiques que j'aurai formulées. Je n'aurai aucune réponse.

43. Retour en rééducation neurologique

Bien que celui-ci me stressait, mon retour dans le service de la détestable docteur P se déroule comme si je ne l'avais jamais quitté, aux exceptions près de mon changement de chambre et du départ de l'ingrat. Ce dernier est maintenant rentré chez lui, ce qui facilite amplement ma réintégration avec les autres patients. Je suis soulagé, j'ignore quelle aurait été ma réaction en le rencontrant. Mon temps en cellule de rééducation n'est pas défini, mais je ne me fais aucune illusion, plus d'un mois supplémentaire sera nécessaire. Mon nouveau voisin de chambre est fort plaisant et mal chanceux. Il a été renversé en scooter par une voiture qui ne s'est jamais arrêtée. Deux mois de coma, une dizaine d'opérations alternant entre ablation et réparation de certaines parties du corps, et une rééducation ardue, ont altéré sa confiance quant à sa sortie programmée de l'hôpital mais pas sa joie de vivre. Par conséquent, revenir à deux dans une chambre, même si elle est glauque, ne me dérange pas outre mesure. De plus, ajoutons qu'Emilie et Eric Z sont toujours là, comme la plupart des autres patients. Et précisons également, qu'il m'a été demandé avec insistance par l'orthophoniste de parler d'avantage au quotidien afin de faciliter ma progression. Je m'efforcerai donc à suivre ses conseils.

44. L'embolie pulmonaire

Près d'un mois plus tard, alors que tous les tests médicaux sont supposés avoir été accomplis avant mon passage chez les fous, un dernier examen qui ne servira certainement à rien m'a-t-on dit, a été programmé. Il y a moins d'une chance sur un million pour qu'il s'avère utile et il n'aurait même pas été effectué si j'étais sorti de l'hôpital comme prévu avant ma bouffée délirante, dixit les membres du personnel médical en poste ce jour là. Mais puisque je suis encore ici, rien n'empêche de le pratiquer et ainsi « on sera sûr et on se rassure ». Ils aiment bien ce genre de phrases faciles, les soignants. Personnellement, cette manière de présenter les choses m'inquiète. Mais ai-je vraiment le choix ? De toute évidence, non. Aussi, ils avaient raison d'affirmer que l'examen était simple à endurer, par contre on ne peut pas dire la même chose du résultat. Ils ont découvert une embolie pulmonaire asymptomatique sans adénopathie ou masse suspecte à l'étage thoracique. Conséquence, changement rapide de traitement, piqures quotidiennes, puis suspension de la procédure en faveur d'un médicament fluidifiant le sang. Je peux donc dire que Dieu m'a sauvé, car l'avoir entendu a prolongé mon séjour en rééducation, et a permis d'effectuer cet examen montrant que d'autres caillots de sang auraient pu provoqué d'autres AVC.

45. Sentiment de solitude

Désormais, sortir rapidement de l'hôpital n'est plus une obsession. Sans ma « bouffée délirante » je serais reparti chez moi en danger de mort. Alors je suis forcé de reconnaitre que si la docteur P a essayé de bien faire son travail, je doute de devoir l'encenser. J'ai longtemps détesté la certitude qui pouvait l'animer. À supposer qu'elle soit aussi douée qu'elle se vantait, Dieu n'aurait pas besoin d'exister puisque nous serions proches des immortels. Hélas, j'aurais souhaité dans mon cas qu'elle le concède. Je la remercie cependant car le métier est certainement moins facile que la critique. Elle a naturellement fait de son mieux. Avec du recul, j'avais deux façons d'appréhender les événements, soit j'avais de la chance dans mon malheur, soit j'étais malheureux d'avoir de la chance. Ma nature pessimiste et le sentiment d'être incompris me poussaient alors à ne voir que l'aspect négatif des choses. De plus, mon hospitalisation se prolongeant durant les vacances, je recevais de moins en moins de visites. Peut-être étais-je devenu déplaisant après tout ? Même si je n'y crois pas vraiment. En tous cas, je me taisais encore sur ce sujet inavouable de peur de faire fuir les autres. Je suis dans un tel état de solitude que je me demande si l'amour de Dieu nécessite de la souffrance ? Auquel cas, il doit m'aimer beaucoup.

46. Bilan de sortie

Dernier jour à l'hôpital, il est maintenant temps que je fasse un bilan avec le personnel médical avant de sortir de ce lieu que je déteste. Je crois que jamais plus je ne serai heureux à l'avenir. Ma vie a été détruite par un AVC s'étant produit et reproduit quatre fois dans mon cerveau, à la suite de quoi l'homme que j'étais - assez beau, relativement intelligent, totalement non soumis - est mort. Je me sens si laid avec mes plaques sur le visage que j'ose à peine me regarder dans un miroir, mon esprit fonctionne au ralenti et met des heures à trouver des solutions aux simples exercices de rééducation, et j'obéis docilement à qui que ce soit du service hospitalier m'ordonnant la moindre chose. Bref j'ignore qui je suis et ne reconnais de moi que ce que j'ai perdu. Alors me voici presque inerte, avec trop peu de mots à pouvoir formuler et un manque de confiance grandissant qui me paralyse. De plus, il me faut admettre que mon bref passage chez les fous ne m'a pas aidé à penser que je suis sain d'esprit. Je m'interroge sur mon futur. J'imagine aisément que mon calvaire est loin d'être terminé. Par conséquent je pense à autre chose et ressasse sans cesse qu'il est prévu que je parte en Bretagne, à Belle-isle-en-Terre, fêter les quatre-vingts ans de ma grand-mère paternelle : Manou.

47. Devenir optimiste

Le plus ennuyeux lorsque l'on est pessimiste de nature et malade, c'est que l'on vous répète toujours que ce sont ceux qui restent optimistes qui guérissent le mieux. Alors évidemment cela ne vous rassure pas et n'améliore pas votre situation. En ce qui me concerne, je veux bien devenir optimisme, le seul souci c'est comment fait-on ? Même croire en Dieu devient un problème qu'il me faut expliquer à la psy. Cependant, à dire vrai sur ce sujet sensible, je me contente de prier : « Dieu, veillez sur la Paix et l'Amour sur Terre ainsi que sur toute ma famille, mes amis et moi mêmes, je vous aime, merci. » C'est simple certes, mais sincère. Si au début je lui reprochais mon AVC, je finis par m'en attribuer la faute. Car à oublier l'essentiel, peut-être ai-je mérité ce qui m'arrive ? Je me sens coupable d'être victime de mon malheur. Etant mort en mai 2013, j'ignore qui est celui qui a survécu ? Un autre, indéniablement, et il commence à regretter d'être en vie. Si je ne souhaite pas me suicider, rien que l'imaginer me rend la tâche impossible, je m'interroge sur l'utilité d'exister. Au moins avais-je été, près de mourir, satisfait de ce que le destin m'avait accordé. Le serais-je encore la prochaine fois ? N'aurai-je pas une vie bien remplie de rien ? J'ai tellement peur qu'elle soit vide de sens.

48. Voyage en voiture

Nous sommes partis chez mes grands parents en voiture avec ma sœur Gwen et son futur époux Éric. J'aime être en leur présence à tous les deux. La plupart du temps quand je sortais de l'hôpital le week-end, je me réfugiais chez eux, à Auvers-sur-Oise, la dernière ville où vécut Van Gogh, là où il fut enterré avec son frère. Je pense souvent à cet artiste que j'admire. Est-il mort dans l'ignorance qu'il était un génie ? Moi, je suis vivant tout en sachant que je ne suis rien. J'ai créé quelques beaux poèmes en rimes que presque personne n'a lus, et ma vie d'artiste s'arrête là. Il m'est pénible de parler, mais Gwen et Éric tentent de m'y obliger. Combien de durs moments ont-ils dû traverser par ma faute, sans jamais m'en avoir fait le reproche ? Avec écoute et attention, amour et pardon, leur aide m'a été précieuse, indispensable même. Hélas, sur le moment, ce n'est jamais suffisant. Si la souffrance est à l'esprit ce que la douleur est au corps, alors je souffre le martyre de ce que je considère être comme une privation du cerveau. Je n'ai jamais été doué que pour réfléchir. Je ne sais pas utiliser mes mains. Ce qui revient à dire qu'aujourd'hui je suis un bon à rien. Voyons les choses en face, il va falloir que je redonne du sens à ma vie et je m'en sens totalement incapable.

49. Dîner d'anniversaire

Quand comme moi vous sortez d'un long internement à l'hôpital, les sons, les odeurs, les couleurs familières, tout est différent, surprenant, attirant. On mangerait l'air de la mer par manque d'habitude de la respirer. On écouterait le silence écrire des poèmes si beaux qu'ils nous feraient pleurer. Et puis la rime par le soleil serait brûlée, laissant éclater la joie des enfants qui n'auraient pas à les apprendre. En revanche, on est incapable de pouvoir évoquer cela. De dire ne serait-ce qu'un dixième de ce que l'on ressent. Que si j'en suis victime, j'ignore ce que sont des troubles mnésiques antérogrades importants, un syndrome dysexécutif comportemental et cognitif, et j'en passe et des meilleurs. Je tente de lire les comptes-rendus d'hospitalisations. Suis-je idiot ou ne font-ils aucun effort pour expliquer aux malades ce dont ils souffrent ? Vraiment, je suis fâché avec la médecine. La transmission du savoir aux principaux concernés est déplorable. Bref, j'abandonne mes lectures et pose les questions à ma sœur. Elle prend le temps de me répondre. Elle sait bien lire le langage médecin et le traduire lui est facile. Elle refuse d'adhérer à ce que je prétends, que parler de cette manière est une illusion de talent. J'ai conscience d'exagérer, mais contrairement aux autres patients, je leur en veux tellement.

50. Les 80 ans de Manou

Manou a invité beaucoup de monde au restaurant pour son anniversaire. J'appréhende de devoir me montrer en état de faiblesse face aux convives. Dire bonjour, répliquer au traditionnel « comment ça va ? » et autres questions de circonstances m'est difficile. D'autant plus que je ne sais pas mentir. Alors je rétorque avec hésitation que je vais un peu mieux, à chaque jour son avancée, que bien manger est agréable après tant de repas hospitaliers. J'essaye de paraître rétabli avec quelques banalités de courtoisie. Je fatigue de tant d'agitation. Je m'aperçois également que je n'ai pas ri depuis longtemps, ce bonheur si simple m'est devenu si compliqué que je finis par envier ceux qui savent en profiter. Manou est satisfaite de la fête, mais elle me dit être triste concernant mon AVC. Elle me demande pourquoi cet accident m'est arrivé. Oui, pourquoi ? Je me pose cette même question tous les jours. Mais on ne peut rien y changer, c'est ainsi que la vie devait m'éprouver et me faire comprendre la chance que j'avais eue jusque là. À trop être épargné, on ignore ce que douleur ou souffrance engendrent. Et il y a des leçons à en tirer, des priorités à reconsidérer. Une vie trop facile ne vous permet pas de saisir ce qu'un grand nombre de gens endurent. Depuis le début, la mienne, elle est étrange.

51. Le jeu de Tarot SMJ

Tout le temps qu'a duré le repas au restaurant, j'ai été tel un fantôme souhaitant se faire comprendre des vivants mais qui se tait car il sait que c'est impossible. Le dîner est terminé. L'anniversaire doit continuer chez Papou et Manou. De grandes tables sont dressées à l'intérieur de la grange pour le repas du soir. J'ignore comment les invités peuvent encore vouloir manger. En ce qui me concerne, je suis fatigué. Il y a beaucoup de bruit. Je pars m'isoler dans une chambre à l'étage supérieur de la maison afin de me reposer. Vu ma discrétion, je pense que mon absence ne sera pas remarquée, sauf si on s'inquiète, alors je préviens quand même Gwen, au cas où, qu'on ne vienne pas me réveiller. C'est agréable de s'isoler un peu. Le silence m'apaise. Sur mon lit, j'ai laissé traîner un jeu de tarot. Mais pas n'importe lequel ! Je m'étais amusé à réaliser celui-ci avec Mathieu avant mon AVC et il me l'offrit à la sortie de l'hôpital. Je l'aime bien. Il est assez réussi. Mon ami produit de jolis dessins et il y a quelques poèmes en rimes convenables dedans. J'envisage de jouer à deviner ce que l'avenir me réserve. Evidemment, je ne crois pas en ce genre d'idiotie, cependant c'est distrayant. Je mélange les vingt-et-un atouts auxquels j'ajoute le Mat et procède consciencieusement au tirage des trois cartes.

52. Le Tirage

Première carte

Le Bateleur

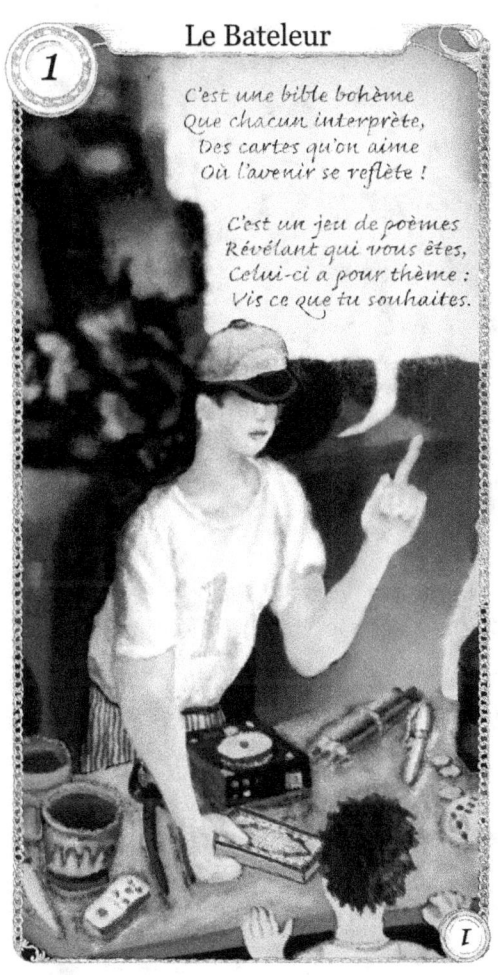

C'est une bible bohème
Que chacun interprète,
Des cartes qu'on aime
Où l'avenir se reflète !

C'est un jeu de poèmes
Révélant qui vous êtes,
Celui-ci a pour thème :
Vis ce que tu souhaites.

Deuxième carte

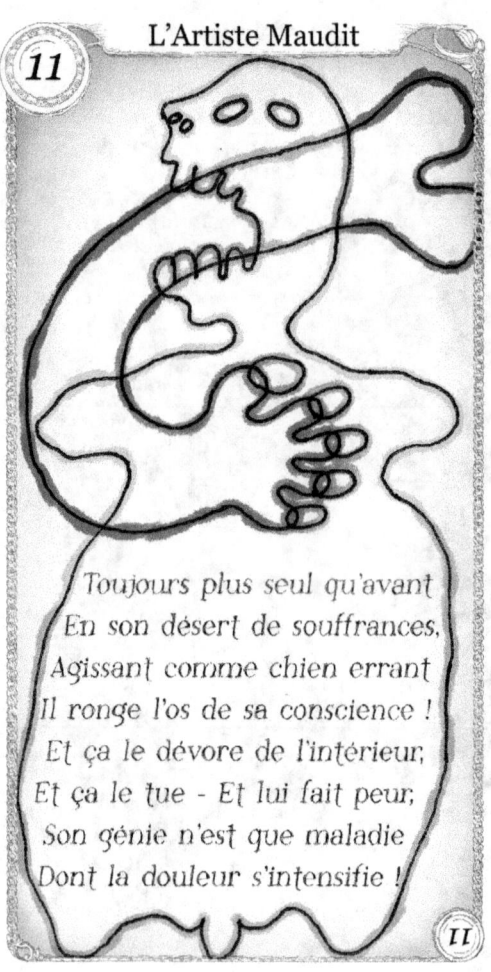

L'Artiste Maudit

11

Toujours plus seul qu'avant
En son désert de souffrances,
Agissant comme chien errant
Il ronge l'os de sa conscience !
Et ça le dévore de l'intérieur,
Et ça le tue - Et lui fait peur,
Son génie n'est que maladie
Dont la douleur s'intensifie !

II

Troisième carte

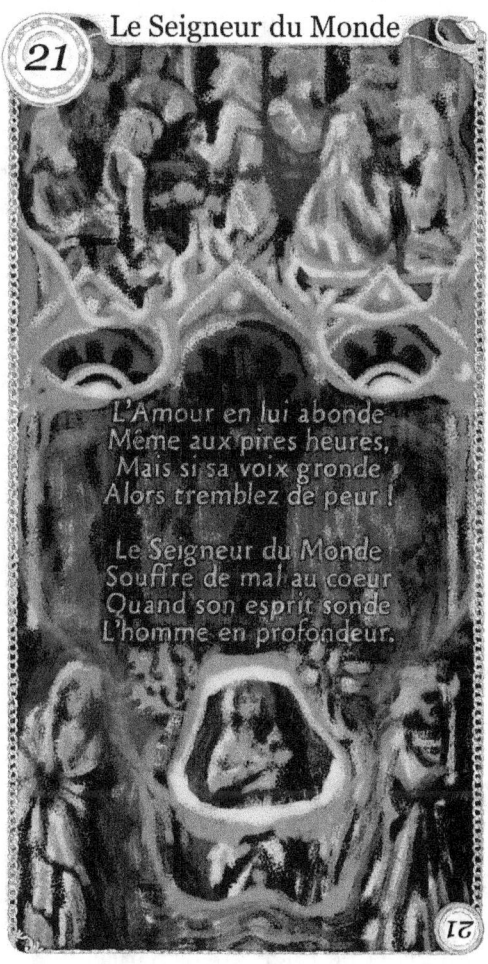

Le Seigneur du Monde

21

L'Amour en lui abonde
Même aux pires heures,
Mais si sa voix gronde
Alors tremblez de peur !

Le Seigneur du Monde
Souffre de mal au cœur
Quand son esprit sonde
L'homme en profondeur.

53. L'interprétation

Après avoir mélangé le jeu, Le Bateleur, L'Artiste Maudit et Le Seigneur du monde sont les trois cartes apparues. Je n'aime pas en tirer cinq comme l'exige la tradition. Il n'y avait aucune chance d'avoir un tel tirage avec un jeu classique. La N°11 et la N°21 n'existent pas habituellement sous cette forme, seule la N°1 s'inspire de l'original. Je tiens à préciser également que la moitié de nos Arcanes majeurs ont des noms identiques à ceux traditionnels. L'addition des trois numéros donne 33, comme mon âge, et l'addition de chaque chiffre affiché par une carte donne sa place. Je suis interpellé. La voyance est prononcée par Le Bateleur, ce que j'interprète comme étant un signe encourageant. Le représentant du thème choisi par le demandeur est L'Artiste Maudit. La coïncidence devient troublante même pour le charlatan que je suis, j'interrogeais mon avenir. Quand au Seigneur du monde concluant le tirage, il me terrifie. Pourquoi de tels propos interviennent-ils justement à ce moment de ma vie ? Est-ce une mise en garde ? Je décide de laisser de coté le jeu avec plus de questions que je n'en avais déjà. Et j'ai l'impression une nouvelle fois de refuser des faits évidents, car l'athée que j'étais ne peut se satisfaire d'interpréter les signes, déjà qu'il doit supporter l'idée que Dieu lui ait parlé.

54. L'écoulement du temps

Bien qu'il s'écoule de manière constante et mesurée, il est étonnant de constater que la perception du temps par notre esprit semble tout autre. Mes trois semaines de vacances se sont déroulées à une vitesse vertigineuse. Je retourne maintenant à l'hôpital pour ma rééducation. Mais, puisque de l'avis général le manque d'espoir est un frein à la guérison, je risque fort de ne pas progresser d'un iota. Heureusement je ne souhaite pas non plus me contenter de ma condition. Aussi l'intime conviction de mes proches que je vais forcément me rétablir, malgré son côté agaçant, m'encourage à poursuivre mes efforts. D'autant que les évaluations orthophoniques du mois d'août indiquent une évolution. Dans l'épreuve des 80 mots j'en cite maintenant 40, presque le double de fin mai. Ce sont des signes encourageants que je n'interprète pas ainsi car je suis un éternel insatisfait voulant tout plus vite et mieux. Pour le coup, j'ai pris des leçons de vie avec la maladie. Et je dois également apprendre la patience. Durant mon long rétablissement, j'aurai toujours trois mois de retard entre mes progrès et leurs perceptions. Il est compliqué d'analyser ses propres difficultés. Une chose est sûre cependant, le moral ne s'améliore pas, il décline même. Tout se passe comme si je ne parvenais pas à avaler ce que l'on voudrait me faire digérer.

55. Séances de rééducation

J'ai un mal de vivre grandissant. J'ai également peur de ce que l'avenir me réserve. Ma reprise des séances de rééducation hospitalière me pèse. D'autant plus que je me suis fait engueuler par mon ergothérapeute parce que la mosaïque qui m'avait été donnée à créer seul avant mon départ en Bretagne ne convenait pas à ses attentes. Nous n'avions pas les mêmes. Résultat elle m'a dégoûté de cette activité et j'en serai rancunier. J'en ai marre d'être traité tel un gamin. Peu importe si le résultat n'était pas brillant, j'avais éprouvé du plaisir. Elle désirait certainement des progrès, et je ne l'ai pas compris. Heureusement, les cours d'orthophonie se déroulent convenablement. Je suis avide de m'améliorer à l'oral. Ma rééducatrice est à l'écoute et attentionnée. Elle a cessé la pédagogie du par cœur que je vivais difficilement pour une autre approche plus adaptée à mes envies et besoins. Je fais de l'apprentissage de mots, des exercices de polysémie, de la fluidité d'expression ; je travaille ma mémoire, mon attention, et les fonctions exécutives. Bref, rien de passionnant, mais de l'utile à ma portée. Les séances sont répétitives et réalisées avec trois personnes différentes : une responsable, et deux stagiaires. Il s'agit exclusivement de femmes, seul un petit nombre d'hommes pratiquent ce métier.

56. Une nouvelle déplaisante

Début Octobre, ma relation avec mon ergothérapeute ne s'est pas améliorée et elle a une chose importante à m'annoncer. J'imagine avec plaisir qu'il s'agit
de la fin de nos séances car les nouvelles activités
qu'elle me soumet ne me conviennent pas. Mais en ce
jour spécial, c'est comme un affront qui m'est réservé.
Bienvenue à la loterie de la Salpé, vous êtes l'heureux
gagnant de sept semaines de réadaptation avec plein
d'activités à découvrir, dont : courses, cuisine, piscine,
et autres. Ce coup-ci je dois reconnaître que je ne m'y
attendais pas. Ils me surprennent encore. Je tombe
de haut, il y a de l'eau, je me noie. « À l'aide ! S'il vous
plait - Que quelqu'un vienne me sauver ! » Il me faudra
du temps avant de retrouver ma lucidité. Et une fois
le choc encaissé, rien d'énoncé ne m'enthousiasmant,
ma réponse fuse : Non merci, ce sera sans moi. Mais
apparemment le refus, bien que possible, n'est pas
permis. Plus qu'un choix, il s'agit d'une proposition
à ne pas rejeter. Le personnel hospitalier concerné
insiste tellement que vous êtes obligé de céder si vous
ne voulez pas culpabiliser de ne pas avoir tout entrepris
pour votre guérison. Par conséquent, vous devez dire
oui. Et pour l'instant, je m'y oppose. Je vis comme
une humiliation que l'on prétende me réapprendre
des gestes simples du quotidien.

57. Première décision à prendre

Chaque jour, quelqu'un me relance sur le programme prévu que je devrai suivre. Je rumine en permanence la première décision importante que je dois prendre. J'oscille continuellement entre le désir farouche de refuser les sept semaines de réadaptation qui étireraient considérablement mon temps à l'hôpital, et la crainte de m'en vouloir de ne pas avoir dit Oui si je ne récupère pas tout ce que j'ai perdu comme facultés. Le lundi de la semaine suivante, Émilie qui a retrouvé l'usage de ses jambes mais pas de son bras droit, et Éric Z, qui éprouve les pires difficultés à reparler français suite à son AVC, discutent dans la salle d'attente du premier étage. Ils sont ravis de me croiser et de m'annoncer que c'est ensemble que nous serons en réadaptation avec une quatrième personne nommée Élisabeth que je ne connais pas encore. La donne change dans mon esprit. Contrairement à ce que j'imaginais, je ne suis pas le seul à qui l'on suggère cela, il y aura un groupe avec des gens que j'apprécie, et réciproquement. Et puis à peine deux mois, qu'est-ce dans une vie ? J'aurais trop peur de me flageller de ne pas avoir réalisé le maximum pour ma guérison si je refusais cette dernière étape à surmonter. Enfin la psy m'incite à accepter ce programme pour mettre toutes les chances de mon côté.

58. Éric Z

J'ai fini par céder et accepter le programme de rééducation. Éric Z en est content. Il m'apprécie beaucoup. La première fois que l'on s'est rencontré, je l'ai fait participer à nos discussions de soirées avec les jeunes de 25-30 ans et l'ingrat. Ayant des difficultés à s'exprimer, il était tenu à l'écart par ceux qui étaient proche de la sortie. Pourtant il est homme à ne jamais se prendre au sérieux et à s'amuser en donnant le sourire aux autres. Il doit réapprendre à parler et ne progresse qu'en argot. « - C'est de la daube ! » est son expression favorite. En France, comme il dit, ça marche tout le temps, pour tout, et à l'hosto, même pour la bouffe. Il est Allemand, et d'après lui dans son pays natal on n'essaye pas d'achever les patients en leur faisant manger n'importe quoi. Il ne vit à Paris que depuis dix ans et n'a aucune famille à proximité pouvant l'aider. Il a été militaire étant jeune ; ce qui depuis mon amitié avec mon collègue de travail Julien, ayant lui aussi servi dans l'armée, ne me semble plus rédhibitoire. Ensuite, il avait accumulé les petits boulots. Il hébergeait chez lui un sans domicile fixe. Malheureusement, ce dernier a profité de sa maladie et l'a volé considérablement. Je déteste cette anecdote mettant à mal ce en quoi je crois. Aussi, puisqu'il n'avait plus d'argent, j'entreprendrai de l'aider financièrement.

59. Élisabeth et Émilie

Un homme dont le cœur ne s'éveille pas à la misère est un homme sans cœur bien misérable. Élisabeth est femme à suivre ce précepte. Dès les premiers jours de réadaptation, elle déborde de gentillesse. De même qu'Eric Z, elle a une cinquantaine d'années, et ce qu'elle traverse est très éprouvant. Elle s'est fait renverser par une voiture et a vécu plus d'un mois de coma. Décidément, il y en a qui devraient repasser le permis. Mais dans son cas, au moins, le mec n'a pas fui. Alors, elle lui en veut moins. Elle lui a même pardonné. Après ce qu'elle a enduré, ce n'était pas facile. Elle a vécu deux semaines au second étage tandis que je séjournais en psychiatrie. Comme moi, elle ne voulait pas effectuer cette réadaptation imposée, et elle avait fini par céder. Émilie quant à elle semblait la seule à être véritablement heureuse. Elle avait selon ses dires accepté sa nouvelle vie. La précédente étant à certain égard non satisfaisante, se reconstruire avec sa famille lui donnait de la joie. Son véritable souci restait son bras droit paralysé. Il était possible qu'elle n'en recouvre jamais l'usage et apprenait par conséquent à utiliser la main gauche. Sa volonté expliquait ses rapides progrès. Elle se répétait sans cesse en elle-même, il faut que j'y arrive pour mes enfants. Pour les autres, elle était pleine d'attention également.

60. Lundi et Mardi

Voici à présent plus amplement comment nos semaines se déroulent.

Le lundi : La matinée est destinée à la préparation par écrit de l'activité repas du lendemain. Ce qui est nécessaire mais franchement rébarbatif. Chaque action doit être détaillée de sorte que l'on ait un protocole à suivre pour n'avoir besoin que d'un minimum d'aide en pratique. Cela m'ennuie réellement, mais à l'évidence je suis celui qui en a le plus besoin. Puis l'après midi, en relaxation, nous sommes allongés sur des matelas où il arrive fréquemment que les autres s'endorment jusqu'à ronfler tandis que je me demande ce que je fais ici, sans trouver les séances déplaisantes. Enfin, le groupe de parole permet d'extérioriser ensemble les difficultés auxquelles nous sommes confrontés.

Le mardi : À chacun son tour, l'un d'entre nous va effectuer les courses tôt le matin pour lancer l'activité cuisine avec l'ergothérapeute. Là, même avec une seule main, Émilie est plus douée que moi. Alors, après mes essais du style "cuisine nouvelle", et après avoir enfin mangé des repas corrects à l'hôpital grâce à mes compères, j'ai l'honneur de m'occuper de la vaisselle. Néanmoins, Élisabeth viendra souvent m'aider.

61. Mercredi, Jeudi et Vendredi

Le mercredi : Selon les semaines, les activités sportives varient entre jouer à la wii, le tennis de table, la pétanque, les fléchettes et la piscine. À vrai dire, il semble important à Émilie et Éric Z de gagner tandis qu'Élisabeth et moi nous nous en moquons éperdument. Je n'apprécie plus les jeux où l'on doit être rivaux, je préfère m'amuser à des jeux collectifs. Battre autrui n'a aucun sens, à mes yeux, s'entraider à gagner ensemble est un objectif nettement plus pertinent.

Le jeudi : Il s'agit de mon activité préférée, je suis le seul à avoir choisi d'axer mes visites sur des musées où la peinture est prédominante. Hélas, celui de Picasso est fermé pour rénovation. J'avais décidé d'écrire sur lui pour mon rapport à effectuer le Vendredi. Il faut que j'en choisisse un autre dans l'urgence, ce sera le Louvre et Léonard de Vinci. Avec du recul, ce fut un mauvais choix. La mise en valeur des œuvres est nettement plus appréciable à Orsay ou l'Orangerie.

Le vendredi : Impossible de rédiger quelque chose de bien dans mon rapport, du coup je cherche des informations sur internet et je bricole avec ça. Je ne veux plus écrire tant que je n'aurai pas assez de mots pour le faire ni d'idées convenables à exprimer.

62. Donner et recevoir

Il faut donner ce qu'on a reçu pour recevoir d'avantage ; car à tout garder, on n'en tire pas profit ; or le don est le plus riche des profits que l'on puisse percevoir. J'essaye d'appliquer ce que je crois avoir entendu de Dieu, des bribes de phrases incomplètes qu'il me reste dans la tête. Et je sais que cela peut paraître prétentieux, mais j'ai l'impression de devenir plus humble. L'AVC m'a fait perdre de ma fierté et mon nouvel état d'esprit me permet de mieux percevoir les choses, comme d'avoir plus d'empathie. J'ai compris que ma vanité était une cause de mon affliction. J'ai tenté de la corriger et à présent je souffre de l'inverse, d'un manque d'assurance. L'équilibre est fragile. Je suis passé de l'un à l'autre. Il se dit que tout est possible pour celui qui prie Dieu avec sincérité et foi ; j'imagine donc ne pas savoir m'y prendre ; car en ce qui me concerne, ça ne fonctionne pas. Par contre j'ai décidé de ne plus jamais mentir. Cela simplifie la vie, d'autant qu'avec l'AVC on ne se souvient que trop peu des mots de la veille. Il s'avère judicieux d'emprunter le chemin de la vérité, on y gagne en certitude. On ne peut pas être pris à défaut. C'est véritablement soulageant. Quant à la foi, je l'ai toujours ; cependant si les hommes sont les fils de Dieu, je refuse de croire qu'ils ressemblent à leur père.

63. Sombres pensées

L'humanité a beaucoup d'idoles mais manque d'idéal. Cette phrase riche de sens n'est pas de moi, néanmoins je la reprends à mon compte. Je désire tant que cessent les intérêts de chacun afin que le bonheur de tous puisse advenir. J'ai l'impression qu'il n'en va jamais ainsi. Alors, que peut faire un homme seul pour y remédier ? Franchement à quoi ça sert que j'existe ? Je ne suis qu'un idiot ne pouvant rien changer de sa propre condition, comment envisager d'améliorer celle des autres ? Je n'en peux plus des épreuves que je dois surmonter. Pourquoi suis-je ici ? J'aurais dû mourir. À l'évidence, ce monde n'est pas fait pour moi. À devoir avaler ses imperfections, je les vomis. Je ne parviens plus à rester indifférent au malheur d'autrui. Qu'est-ce qui rend les hommes tellement peu enclins à aider leur prochain ? À ignorer que la misère de l'un est la misère de tous ? Faut-il exclusivement être focalisé sur soi pour vivre mieux ? Sont-ce les fondements de la société que nous défendons tant ? Trop de sombres pensées m'envahissent sans que j'aie la force de les combattre. Je ne trouve aucune solution pour améliorer la situation. Parce que nous refusons d'y mettre tous du nôtre, je crains le pire. Ce monde est anxiogène et parfois la réalité dépasse la fiction. Si les hommes ne peuvent rien y changer, qu'ils crèvent.

64. Désespérance

Mes pensées sont de plus en plus sombres. La colère m'envahit sans que je puisse déterminer qui d'elle ou de l'Amour finira par prendre le dessus. Il faut que j'apprenne à lutter contre ma négativité. Le bonheur de vivre ne peut venir qu'après avoir surmonté cet obstacle. J'ai perdu la connexion avec celui que j'étais, je dois la retrouver. J'utilise beaucoup trop de mon énergie à identifier ce qui ne va pas. J'ai peur, je souffre, je me demande ce que l'existence attend que je fasse ? Je voudrais crier comme lors de ma venue au monde, et qu'on me rassure, et qu'on s'occupe de moi. J'ai survécu à l'AVC mais le mal qui m'habite est ailleurs. Je subsiste dans un leurre, ignorant ce que je dois accomplir pour Dieu, et pourquoi j'en suis arrivé là ? Car il n'est pas suffisant d'avoir la foi, encore faut-il ne pas penser qu'à soi. Je n'ai pas l'envergure de ceux qui aident sans compter. Je n'ai pas l'intelligence de ceux qui ne pensent qu'à aider. Comment remédier aux difficultés de l'humanité ? Il faut que chacun fasse sa part. Mais, en quoi consiste la mienne ? J'aimerais avoir réponse à toutes les questions que je me pose. Que les choses soient simples et acceptables. Je n'ai réponse à rien. Tout est compliqué. Et je ne tolère pas l'idéal commun de ne penser qu'à soi. Alors je désespère.

65. Si seulement j'avais la preuve

Les jours passent rapidement lorsqu'on a un programme d'occupation à suivre. Notre camarade Éric Z cumule les ennuis. Après avoir cassé ses vieilles lunettes qu'il a dû réparer avec du scotch par manque d'argent, après s'être bloqué le dos en voulant aider un patient à déplacer un meuble de sa chambre, il doit maintenant endurer un désagréable examen médical pour résoudre son douloureux problème de constipation. Aussi, c'est la merde ! Et il en souffre. Trois semaines sans aller à la selle malgré des tas de médicaments, passons les détails, je pense que vous comprenez ce que cela signifie. Je me demande comment il fait pour encaisser ce qui ne cesse de lui arriver. Cependant suite à son lavement, il a l'air de se rétablir. Sa force de caractère m'impressionne. Je n'aurais pas supporté la moitié de ce qu'il a dû éprouver. Voir Éric Z aller mieux redynamise notre groupe de rééducation. Il est si plaisant de réentendre son franc parler un peu limite qui met en joie, et de profiter de sa grande bonté et de ses attentions. La vie se montre injuste parfois, le mauvais sort s'acharne sur d'aimables personnes tandis que d'autres détestables restent impunies. Aussi, Dieu est difficile à comprendre. Il semble régner sur les morts tandis que les vivants ont besoin de lui. Est-ce que je me trompe ?

66. Avant les fêtes

Dernière semaine de notre programme de rééducation, bientôt les vacances, j'arrive comme d'habitude le lundi pour mes séances d'orthophonie. Je vois Éric Z pleurer dans un fauteuil roulant comme pleure un homme quand il a vécu trop de souffrances et que la dernière lui donne envie de disparaître en hurlant. Sa mère qu'il aimait de tout son cœur vient de décéder. La psy me dit de ne pas m'inquiéter. L'hôpital gère la situation. Attristé, je me demande : Quel âge avait sa mère ? Etait-elle malade ? Pourra-t-il se rendre à son enterrement ? Encore des questions sans réponses. J'ai toujours été révolté en étant au service d'autrui, j'ai toujours voulu changer les conditions méprisables de la vie, cependant depuis mon AVC je n'ai presque pensé qu'à mon rétablissement. Mais dans ces conditions, c'est différent. Pourquoi Éric Z, qui a la foi, devrait éprouver tant de malheurs ? Y a t-il des cœurs indignes de souffrir ? Je l'ignore. En fait, je ne sais rien de l'existence, sauf que je ne suis pas avide dans découvrir davantage. Cette semaine sera d'une tristesse sans fin. Éric Z a réintégré le deuxième étage et passe ses journées à répéter ne plus vouloir que mourir pour être auprès de sa mère. C'est bientôt Noël, et égoïstement j'espère qu'il n'aura pas le cadeau qu'il souhaite.

Bon cœur et mauvais sang
- *Ou l'histoire d'un AVC* -

Partie III

67. Noël en famille

Ma réadaptation en hôpital de jour est désormais terminée. Je me demande quotidiennement comment envisager la suite. J'essaie de me constituer un planning d'activités à entreprendre mais j'ai trop peu de centres d'intérêt. Je suis incapable de le remplir autrement qu'avec les tâches : faire les courses, faire le ménage, faire la vaisselle, faire la lessive ; bref que des je dois que la vie exige et rien que je ne veuille accomplir. Si seulement j'étais en mesure d'écrire, cela pourrait occuper mes journées. J'ai également pensé à reprendre le sport. J'aime beaucoup le tennis de table, j'étais assez bon avant, mais mon champ visuel s'est dégradé, au point que voir l'arrivée de la balle soit difficile sous certains angles. Et puis ce ne sont que deux ou trois heures par semaine, qu'accomplir le reste du temps ? J'en parle à Gwen et Eric lors de notre trajet en voiture pour aller fêter Noël chez Papou et Manou avec ma famille. Arrivé à destination chacun me réconforte : « Ne t'inquiète pas, tu trouveras. » Ils sont tous adorables mais j'ai toujours le sentiment d'être incompris. Chaque jour je vais un peu plus mal que la veille. Je suis submergé de pensées noires et j'ai l'impression de tomber dans des abîmes où personne ne pourra venir me chercher. J'en ai marre de savoir que la guérison sera longue et difficile.

68. Un cadeau qui fait mal

Malgré mon spleen, le repas de Noël est plaisant. Les discussions sont joyeuses, l'ambiance délicieuse. Jusqu'à l'heure des cadeaux, la soirée a été parfaite. J'ouvre le mien avec l'engouement d'un enfant. Mais alors que beaucoup de personnes auraient été heureuses de découvrir ce que m'offre mon père, je ne fais que semblant de l'être. Je me rappelle lui avoir déconseillé de m'acheter un Ipad car je n'aime pas me créer des utilités que je n'ai pas. Il est passé outre ma recommandation, persuadé que cette tablette me serait profitable pour ma rééducation. Même si je sais toute la bonté qui le poussa à me l'acheter, intérieurement je ne peux m'empêcher de penser qu'une fois encore mon entourage ne m'a pas écouté. Le cadeau vaut trop cher pour le plaisir qu'il me procure. Je suis gêné. Mon père est un homme formidable que je n'aurai jamais pu égaler. Nous sommes si différents. Lui a la chaleur des gens modestes, calmes et réfléchis ; moi j'ai le cerveau qui bout d'être prétentieux, impulsif et révolté. Heureusement j'ai quelques qualités permettant de compenser. Il est dur de décevoir ses proches quand on essaye de bien faire. Je veux éviter cette leçon à mon père. Il ne devrait pas avoir à me supporter dans cet état. Mon cœur met mon esprit à sang. Je sens que je vais craquer, des larmes commencent à couler.

69. Rage et désespoir

De retour à Paris, avant le réveillon, je suis anéanti. Plus rien ne va et je ne peux plus lutter contre. Absolument tout m'échappe et c'est de pire en pire. Je pleure en permanence sans raison particulière. Par conséquent, je demande à mes parents de me faire interner. Je n'imagine pas d'autres solutions. J'ai besoin d'un lieu où l'on pourrait s'occuper de moi. Un endroit qui m'obligerait à suivre des activités. Putain ! J'étais mort et je ne veux pas revivre. Vous comprenez ? C'est trop dur. Le même refrain de mécontentement tourne en boucle dans ma tête. Pourquoi a-t-il fallu que je me réveille ? Ma vie n'a aucun sens. Je suis devenu un moins que rien, une erreur de la nature. Ce monde me répugne. Vouloir le bonheur des gens est un projet que nul ne peut réaliser. L'humanité est une espèce nuisible. Qu'il existe ou non, il n'est pas besoin d'un Dieu pour nous punir, on se débrouille très bien tout seul. Je n'ai que des pensées négatives qui se collent les unes aux autres. Allez-y : Continuez de détruire notre planète, laisser tuer des innocents, commercer à nous en faire payer le prix de la guerre ! Au final vos seuls gains seront nos pertes. Et moi je me hais de vous haïr, je préférerais crever que de sauver les responsables de notre inhumanité. Et ça me tue que de l'avouer. Est-il possible d'être pardonné ?

70. Des cachets, s'il vous plait

André Marie Ampère, fondateur de l'électrodynamique et un des pères de l'électromagnétisme, a dit un jour : « Je possèderais tout ce qu'on peut désirer au monde qu'il me manquerait encore tout : Le bonheur d'autrui. » Il n'existe pas de phrase pouvant mieux décrire ce que je ressens à présent. L'histoire humaine est vectrice d'angoisse, l'indifférence cause de ma souffrance, le manque d'espoir la projection de mon futur. J'éprouve en parallèle un certain trouble. J'ai l'impression de savoir que l'avenir sera noir et qu'il faut absolument accomplir un changement radical dans notre manière de vivre. Je ne comprends pas pourquoi les hommes ne tentent pas de rendre l'avenir meilleur. J'ignore ce qui de l'écologie ou de l'économie posera davantage de problèmes. Une chose est sûre néanmoins, les discours politiques de notre époque auront contribué au pire. Ils ont érigé le mensonge comme symbole du pouvoir. Je refuse d'entendre que la misère de la majorité est méritée, et le travail la plus grande des valeurs. Car le problème est qu'il n'y en a pas pour tous. Alors il suffit d'accuser ceux qui sont exclus d'être responsable de leur sort et le tour est joué, avec servilité et stupidité nous finissons par l'accepter. Comme je suis malade, à en vomir le disfonctionnement de la société ! Des cachets, s'il vous plait.

71. Dieu ne condamne jamais l'amour

Si tel qu'on l'affirme parfois poétiquement « le sourire est chez l'homme l'empreinte de Dieu »[1], il m'a déserté et je n'ai plus que des larmes. La nouvelle année ne commence pas mieux que s'est terminée la dernière. Prozac : antidépresseur, et Lysanxia : anxiolytique, viennent s'ajouter à mon traitement habituel. Ma mère devra arrêter son travail un mois et veiller sur son fils. Nul ne veut m'envoyer dans un asile et aucun endroit n'existe dans ma situation qui soit mieux que chez elle. Il va falloir qu'elle et sa compagne Lucie me supportent. Oui, celle qui m'a donné la vie aime une femme depuis approximativement douze ans maintenant, et quoique malheureusement certains en pensent, je crois qu'il n'y a pas suffisamment d'amour sur Terre pour pouvoir se passer de celui-ci. Et je suis persuadé que le Dieu que j'ai entendu ne condamne jamais l'Amour ! Quiconque affirmerait l'inverse se tromperait. Aussi, Lucie et Marianne, la bien-aimée de mon père, sont deux femmes douces et adorables ayant chacune contribué à ce que mes parents surmontent l'épreuve de me voir confronté au pire. Aujourd'hui, le mal qui m'accable est trop important. Seule ma mère peut m'apporter le soutien nécessaire pour le supporter. Elle est prête à endurer, et je suis prêt à partager avec elle un peu de ma souffrance.

72. Comme un enfant

Aider consiste à répondre aux besoins d'autrui en essayant de bien faire. Les bonnes pensées ne sont souvent pas suffisantes, il faut agir. De plus, on ne doit pas attendre qu'une personne en difficulté fasse la moitié du chemin qui nous sépare d'elle pour apporter notre soutien, mais la devancer. Maman met en pratique ces louables paroles qu'elle m'a apprises. Je suis redevenu comme un enfant de dix ans comptant sur sa mère pour se rétablir. Je dors les deux tiers de mon temps et je la suis le tiers restant. Je suis à nouveau complètement dépendant. Chaque avancée significative vers un rétablissement est suivie d'un recul malheureux qui m'empêche de constater mes progrès et me mine le moral. Ces incessants retours en arrière sont tellement usants que j'en perds en partie mes repères. Où en suis-je dans le processus de guérison ? Nul n'a la capacité ni la possibilité de me l'avouer. En fait, je pense que personne n'en sait rien, et qu'on ne veut pas l'admettre. La seule certitude que j'ai, est que nous partirons bientôt dans les Vosges avec ma marraine. Maman et Lucie ont loué un gîte qui nous promet de bonnes vacances. Je les attends avec impatience. Je suis loin de me douter que je ne peux pas skier convenablement car j'ai perdu en force et en motricité, et que je n'ai plus d'endurance.

73. Entouré d'athées

J'ai le sentiment que plus rien n'a d'importance, que toute pensée, toute réflexion, toute certitude a disparu de mon cerveau et que tout n'est plus que leurre, mensonge et illusion. Je trouvais ennuyeuse la conviction des croyants quand j'étais athée, je réalise combien il est dur d'être un croyant entouré d'athées. Mes proches me poussent à me détacher de Dieu et ils prieraient presque afin que j'y parvienne. Quand je leur demande : - pourquoi n'existe-t-il pas ? Ils me répondent qu'il y a trop d'injustices sur Terre pour qu'elles soient tolérées par un père. Pourtant beaucoup sont parents et peu d'entre eux tentent de réparer ces injustices. Allez comprendre : c'est l'incohérence humaine. Certains soulignent aussi qu'il y a trop de croyants qui au nom des religions font la guerre. Quand bien même ils ont raison, l'athéisme dominant à travers une société laïque n'a jamais empêché les exactions, les massacres, ou les exploitations coloniales. Au 20 ème siècle, la France est-elle le pays de la paix ? J'ai longtemps été du côté de ceux qui ne croyaient pas en Dieu, je connais donc certains de leurs discours. En revanche, je ne maîtrisais pas ceux que l'on prononce dans le but de répliquer. Mais incontestablement sur ce sujet sensible, et je n'y échappe pas, discuter c'est encore tenter de convaincre sans écouter.

74. Les questions religieuses

Hormis pour les prophètes des grandes religions, avoir entendu Dieu parait inconcevable et entraine une intolérance qui rend l'expérience inavouable ; car nombreux sont ceux qui ont tenu pareils propos à de mauvaises fins. Conduit à m'expliquer sur le sujet à l'hôpital, j'ai été confronté à une multitude de questions. À la première d'entre elles : « Etiez-vous croyant avant l'AVC ? », ma mère répondit à ma place « Oui il a lu la Bible. » Le manque du mot m'empêcha de défendre l'idée que j'étais athée jusqu'à récemment, et que j'étais ensuite devenu agnostique. Que dans mon cas lire la Bible n'impliquait pas la croyance, seulement l'envie de s'instruire. D'autres questions toutes aussi évidentes sur les religions Juive et Musulmane me furent posées, comme : pouvez-vous donner les noms des saintes écritures ? Leurs lieux cultes ? Raconter leur histoire ? Ils ont été jusqu'à m'interroger sur le Bouddhisme. Mais j'avais également lu la Torah, le Coran, et quelques ouvrages tibétains de référence. Être en mesure de leur répliquer a eu l'effet inverse de ce qu'ils espéraient, cela renforça ma foi. Bien sûr, si leurs questions avaient été plus compliquées je n'aurai pas forcément pu leur fournir de réponses satisfaisantes mais j'ignore pourquoi elles furent élémentaires ?

75. Dépression sous contrôle

J'ai vécu ma dépression comme si j'avais tourné en rond dans un cercle de négativité d'où l'on imagine ne jamais pouvoir sortir. Pour la vaincre, j'ai dû rompre avec mes pensées négatives, trouver des chemins transversaux qui nous éloignent des idées destructrices. Avant les médicaments c'est une horreur. Vous êtes envahi par la fatigue. Vous fonctionnez au ralenti. Les gestes du quotidien sont difficiles à accomplir. Vous manquez cruellement d'énergie. Et vous attribuez ces symptômes à d'autres causes ; en ce qui me concerne, à l'AVC. Vous éprouvez une grande tristesse, et ne ressentez plus de plaisirs. Je me suis alors réfugié dans le sommeil pour éviter de me sentir coupable de mon désespoir et laisser filer le temps. Chaque pensée est un coup de fusil sur votre esprit qui vous reproche votre état d'abattement. Vous n'imaginez pas qu'il y ait une issue positive à l'impasse émotionnelle dans laquelle vous êtes. Le pessimisme règne sur vos idées de moins en moins nombreuses. J'ai également été enclin à l'hypersensibilité. Après la prise des médicaments, j'ai cessé de pleurer en permanence, de vouloir mourir sans être capable de le mettre en application. Cependant, vivre ne m'enchantait pas outre mesure. Doux euphémisme, en fait, vous vous moquez d'absolument tout et attendez que vienne le soulagement.

76. Participer à rendre le futur meilleur

Incapable de me maîtriser, de dominer mes difficultés, de penser que mon malheur compte moins que la réaction qu'il devrait susciter, que de chagrins je me serais épargnés en me décidant à avoir du courage. S'il est un temps pour discuter et un temps pour agir, pour l'instant je préfère me taire, mais je n'oublierai ni ce que j'ai vécu hier ni ce que je projette d'accomplir pour demain. Je me souviendrai que prier en faveur du bien ne suffit pas, il faut aussi œuvrer en son nom. Les miracles sont rares, ils n'en seraient pas sinon ; alors il est vain de trop compter dessus. J'ai ressenti d'autre part le besoin d'aider et d'être aidé. Il m'apparait ridicule de s'épuiser à se débattre seul. Plus de choses seraient accomplies en imaginant moins d'impossibles. Laissons à Dieu la tâche de s'imposer aux hommes mais ne laissons pas les hommes ignorer leurs tâches pour que le bien s'impose. Vouloir atténuer tous les maux qui nous accablent frôle peut-être l'utopie, mais encore faut-il essayer d'en soulager un minimum afin d'améliorer la situation, et alors des autres nous nous occuperons. Je sais qu'il ne sert à rien d'admettre ce que j'espère, je dois d'abord me rétablir et avancer progressivement, cependant j'ai enfin une envie qui m'anime : participer à rendre le futur meilleur.

77. Reprise en main

Mai 2014. Je commence à sortir de plusieurs mois de dépression quand ma sœur accouche d'une adorable fille dont elle me propose de devenir le parrain. Cela me procure un immense bonheur. Je n'avais rien ressenti de tel depuis l'AVC. Je veux être digne de la confiance qui m'est accordée. Avoir des responsabilités à l'égard de Lilwenn amplifie mon désir de rétablissement. Sur une photo prise quand je la porte dans mes bras, je ne me reconnais pas. J'ai des joues de hamster et un peu de ventre. Je monte donc sur une balance qui m'indique 96 kg. Je mesure 1m 88 et je pesais douze kilos de moins auparavant. Décision immédiate : régime sec et musculation obligatoire en compagnie de Julien. Je déteste cette activité mais elle est nécessaire. Mon corps en a grand besoin. De plus, puisque ma sœur m'a choisi comme témoin de mariage, je dois préparer un discours avec l'aide de ma nouvelle orthophoniste qui m'a redonné goût à l'écriture. C'est loin d'être facile mais progressivement j'avance. J'ai également remplacé ma psychologue par une psychiatre en ville. Elle me trouve trop négatif parfois, je lui envie sa joie ; mais si je l'apprécie, elle n'a pas encore gagné ma confiance. J'ai l'impression d'aller en séance comme d'autres allaient autrefois à confesse, pour se pardonner le pire.

78. Poussé à ne pas croire

Tout mon entourage me pousse à oublier ce qui m'a conduit à séjourner en psychiatrie. Comme si j'avais eu le choix de vivre ce qui m'est arrivé et que je devais le nier. Mon esprit m'a peut-être joué un tour, oui mais dans ce cas précis ce tour m'a semblé divin. Qu'y puis-je ? Voici un an que cet évènement s'est passé et inconsciemment je désirerais qu'il se reproduise. À défaut de revivre l'illumination, ne pas y croire parait tellement important qu'au fond de moi je sens qu'autrui finira par me faire douter de ce que j'ai vécu. Peut-être est-ce même de ma faute car j'essaye parfois de convaincre mes proches que je détiens la vérité et ne pas y parvenir me fait souffrir. J'ai apparemment le don de me perdre dans des impasses intellectuelles et je refuse que l'on me guide. Pire, si j'ai vécu Dieu, je ne mets pas ma foi en religion. Elles insufflent malheureusement trop de mensonges dans les têtes en s'en mettant plein les poches pour que je me permette dans soutenir une. Cela ne signifie pas qu'à mon avis Moïse, le Christ, ou Mahomet n'ont pas existé, ou n'ont pas eu le rôle que Dieu leur a donné, mais que leurs descendants ne sont pas dignes de faire perdurer leurs messages. « Ce sont des ultra capitalistes en religion. Ils enferment Dieu dans le coffre fort de leur cœur afin qu'il rapporte des intérêts pour la vie éternelle. »[2]

79. Ce que je désire

D'après certains je blasphème, d'après d'autres je délire, et pourtant d'après moi je vais mieux ; drôle d'ironie, l'existence a parfois de curieuses tournures. Je réalise que vouloir faire don de soi et combattre l'injustice ne me suffit pas, je veux trouver un moyen de la vaincre, que l'Homme se sauve de lui même. J'ignore encore que la force des actes simples peut tout changer et j'aspire à des choses trop compliquées. Je ne crains plus de mourir, seulement de vivre sans réaliser ce que j'ai à accomplir. J'aimerai sauver des vies à la manière de Gandhi. Mais rien que le citer me fait manquer d'humilité. Je suis déjà mal parti. La gloire, la reconnaissance, l'argent, je n'en veux pas. Le bien d'autrui, voilà mon bien-être. Je rêve que chaque individu puisse avoir le minimum pour vivre, un toit et à manger. Je trouve que c'est le plus beau projet qui soit. Mais cela ne peut advenir que par une volonté collective. Hélas les hommes d'aujourd'hui ne pensent qu'à eux, qu'en sera-t-il demain ? J'espère un avenir qui rime avec sourire car j'ose croire que ce dernier s'il est vrai ne peut s'acheter, se mendier, s'emprunter ou se voler. Le meilleur remède à ma propre tristesse est de me lancer à la poursuite de la tristesse d'autrui à soulager. Et peut-être qu'un jour je rirai d'avoir tant pleuré.

80. Un adieu manqué

Il est étrange de ne plus devoir retourner à l'hôpital ; j'en éprouve de la joie, mais moins que je ne l'aurais cru. Je n'ai aucune nouvelle d'Emilie depuis longtemps, Elisabeth et Eric Z me manquent également. J'ai été négligeant avant de partir et je n'ai demandé le numéro de téléphone qu'à notre ami allemand avec l'espoir de continuer à le voir et de l'aider un peu. Seulement quand je l'appelle, il ne se souvient jamais de mon prénom au moment des présentations et je suis obligé de lui raconter ce que nous avons vécu ensemble, ce qui le gêne terriblement. Il dit que je l'ai tellement soutenu qu'il est mal à l'aise de ne pas se souvenir du gentil Stéphen. Je lui réponds qu'il exagère, qu'on a tous mis énormément de temps à retenir comment les autres se nomment, et que ce n'est pas important. Mais souvent, à peine avais-je eu le temps d'entendre la sonnerie qu'il l'interrompait sans décrocher, alors j'ai arrêté. Elizabeth doit continuer de l'aider. C'est un amour ; si je donnais un peu d'argent chaque semaine à Eric Z, elle faisait bien plus que moi en allant lui faire ses courses. Quand les gens ont appris notre soutien, ils m'ont vivement conseillé d'arrêter. Soi-disant que ce n'était pas notre rôle que de lui céder de l'argent. Pourtant il ne s'agissait pas de billets gagnés durement. Et s'il aidait les autres, recevoir lui était plus compliqué.

81. L'accident d'Elisabeth

Elisabeth était une femme formidable, cadre en gestion de commerce pour une entreprise dans laquelle elle travaillait depuis trente ans, épouse aimée par un mari prévenant et dotée d'une grande gentillesse, mère de deux fils sympathiques âgés de quinze et vingt ans. Un lundi, tandis que nous suivions le programme de rééducation, lors d'une séance collective du groupe de parole, elle nous raconta son incroyable histoire jusqu'à dévoiler des faits que les médecins ignoraient encore. Elle craignait de trop en dire. Elle avait vécu une expérience de mort imminente, avec des événements qu'elle se sentait jusqu'ici incapable de raconter par souci du qu'en-dira-t-on et des conséquences que ses révélations pourraient avoir. Elle était sortie acheter des croissants pour ses collègues pendant la pause café de dix heures. Elle se rendait souvent dans cette boulangerie, il lui suffisait de traverser la route longeant les bureaux. Au passage clouté, elle n'imaginait pas qu'un chauffard au téléphone allait griller le feu rouge et la renverser. L'impact à approximativement 50 km/h fut extrêmement violent. Plus de la moitié des victimes décèdent à cette vitesse. Sa prise en charge rapide par l'hôpital lui sauva la vie. Des médecins urgentistes réussirent à la réanimer, tandis que son cœur s'était arrêté de battre un certain temps.

82. L'EMI

Qu'ont vécu les personnes ayant subi un arrêt cardiaque plusieurs minutes, quand aucune machine ne peut prouver qu'elles sont toujours en vie, et que des pratiques médicales intensives vont pourtant réanimer. Ont-elles connu la mort ? Elisabeth, depuis son réveil du terrible accident qui la plongea dans un coma prolongé, était habitée par cette question que la plupart des scientifiques ne se posent pas. Puisque les concernés sont encore en vie, ils ne peuvent pas l'avoir connue. On ne revient pas vivant de la mort, c'est la définition même de celle-ci ? Pourtant, si elle la comprenait, Elisabeth ne pouvait pas se satisfaire de cette réponse qui allait à l'encontre de ce qu'elle se souvenait avoir traversé. Alors avant de nous dévoiler son histoire, comme par crainte d'être remise en cause, elle insista pour nous signifier qu'elle n'avait jamais été croyante, qu'elle ne s'était pas mariée dans une église, que ses fils n'étaient pas baptisés, et que les religions avaient longtemps été pour elle synonyme de guerre plutôt que de paix et d'amour. D'ailleurs si elle était sûre de ce qu'elle avait éprouvé, elle ne cherchait pas à convaincre, mais à comprendre. Et pour se faire, elle voulait partager avec nous son expérience, selon les conseils de son mari inquiet de ne pas pouvoir l'aider et qui lui avait recommandé d'en parler à la psychologue.

83. Le Passeur lumineux

Au cours de son récit, Elizabeth nous dit avoir du mal à trouver les mots pour raconter son histoire, qu'il était compliqué de transmettre par le langage ce qu'elle avait éprouvé. D'abord, elle s'était sentie emportée puis isolée dans un endroit sombre. Elle était ici et ailleurs, flottant à travers l'espace, dans ces espèces de limbes quand sa défunte mère apparut de nulle part pour la rassurer. Elle n'avait pas de corps physique comme les vivants en ont mais c'était pourtant elle qui lui dévoilait que le Passeur lumineux viendrait l'aider. Sa mère avait l'air jeune et heureuse, et semblait accueillir Elisabeth au seuil de la mort. « N'aie pas peur, tout va bien, un choix s'offre à toi » fut le dernier message qu'elle lui prodigua. Puis elle se retira lentement en lui chantant une chanson de son enfance. Une fois qu'elle fut partie, le Passeur lumineux arriva. Sa lointaine pâleur initiale dégageait une clarté de plus en plus brillante à mesure qu'il se rapprochait de notre amie, et devenait éclatante à tel point qu'on aurait cru un soleil humain. Un amour merveilleux et une bonté incommensurable émanaient de cet être de lumière. Il communiquait avec Elizabeth au moyen de la captation de pensées. Il lui proposa de la guider. Elle n'avait pas le moindre doute quant au fait qu'il était là pour l'aider.

84. Le retour à la vie

« Elisabeth as-tu fini de te réaliser ? Es-tu prête à mourir ? » furent deux questions que le Passeur lumineux lui posa sans laisser supposer qu'il jugerait la réponse. Elle aurait aimé lui répliquer qu'elle désirait le suivre, néanmoins elle s'inquiéta pour ses enfants : Qu'adviendrait-il d'eux ? Ils n'étaient pas suffisamment préparés à s'assumer. Elle ne pouvait donc pas les quitter. Après, elle visionna en son for intérieur, et dans ce qu'elle appela un instantané chronologique, chaque épisode de son existence que le Passeur lumineux connaissait déjà. Ses émotions ressenties par le passé la traversèrent à nouveau. Revoir sa vie dans le moindre détail la remplit de joie. Il y avait bien sûr des instants qui la rendaient moins fière, mais elle ne se sentait pas accusée d'avoir péché pour autant. Quand le film de son existence s'acheva, elle se trouvait au bord d'un lac splendide, dans un paysage vallonné, aux couleurs intenses et à la luminosité exaltante. Et le Passeur lumineux lui affirma en souriant qu'il suffisait qu'elle franchisse la frontière de l'autre monde pour qu'une nouvelle vie commence. Elle pouvait également décider de faire demi tour afin de retrouver ses enfants et son mari. C'est ainsi qu'elle était revenue parmi nous, transformée affirmait-elle par l'incroyable expérience qu'elle était persuadée d'avoir vécue.

85. L'avis de la Psy

La psy avait eu l'air surpris par la tournure des événements de notre groupe de parole collectif et consacra
ma séance personnelle de la semaine à me questionner
sur comment j'avais ressenti la situation. - Avais-je été
troublé par les propos d'Elisabeth ? Certainement.
Comment aurais-je pu ne pas l'être ? J'avais confiance
en elle, et il m'était difficile de ne pas la croire après
ce que j'avais traversé moi même. Si rien dans mon
expérience personnelle ne me permet de témoigner
comme notre amie l'a fait ; elle dit avoir connu l'au-
delà, que la peur de la mort s'efface et que ses valeurs
ont changé ; j'ai l'impression pour ma part qu'après
avoir lutté pour survivre le jour de mon AVC
je me suis sereinement résigné à mourir comme gagné
par une paix intérieure, et que dès lors vivre avait
perdu son intérêt. Cette sérénité peut-être liée à un
abandon de soi me manque. J'essaye de l'oublier
au quotidien sans jamais y parvenir vraiment. La psy
me révéla que les propos d'Elisabeth étaient relativement courants pour les patients ayant approché de trop
près la mort. Que si elle ne mentait certainement pas,
il y avait encore de nombreux phénomènes que
les scientifiques ne pouvaient pas totalement expliquer
sans que cela confère pour autant trop de crédit aux
théories religieuses.

86. Entraide

J'aimerais dire à Elisabeth que parfois lorsqu'on sort d'un AVC, on oublie certains gestes, et on le regrette. J'aurais du lui demander son numéro de téléphone avant de partir. Une telle femme ne se rencontre pas souvent. Comment ai-je pu ne pas y penser ? J'ai été trop négligent. J'ignore ce qu'elle et Eric Z sont devenus mais ils m'ont tellement apporté que je souhaiterais leur exprimer une nouvelle fois tout le bien que je pense d'eux. Il y a parfois une solidarité entre patients, qu'on ne retrouve pas après. Eric Z, par exemple, s'occupait d'acheter le journal aux handicapés qui le lui demandaient. Je crois que l'entraide qui survient afin d'affronter la maladie finit par se perdre dans le quotidien de la vie ordinaire. Il n'y avait pas besoin de la chercher à l'hôpital, la sollicitude était là, même chez certaines personnes habituées à côtoyer le pire, je songe notamment à une ergothérapeute qui avait donné son ancien téléphone Hi-Tech à Eric Z. Que manque-t-il aux « biens portants » pour avoir cette humanité ? Qu'est-ce qui la bloque ? Mathieu m'a posé un jour ces questions. Je n'ai pas su lui répondre. Sûrement s'aperçoit-on mieux de l'importance de rendre heureux lorsqu'on est victime d'un malheur. Et puis quand tout va bien, peut-être que les gens en veulent encore plus, même au détriment des autres.

87. Injuste monde

Avant de poursuivre mon récit, je dois admettre avoir toujours eu énormément de mal à m'avouer que l'injuste monde dans lequel nous vivons satisfait nos démocraties et que si tel n'était pas le cas on tenterait de le changer. Depuis près de cinquante ans, nous avons le pouvoir de ne plus affamer les populations les plus pauvres, de ne plus suivre la raison du plus fort, de ne plus exclure les perdants du système compétitif, c'est à dire une grande majorité des habitants sur cette planète. Les classes supérieures justifient l'exploitation des bas revenus par une augmentation salariale de ceux-ci ; réjouissons-nous, il y a moins de crève-la-faim, moins de sans abris, moins de misère (quoique ces affirmations soient contestables ces dernières années), mais plus d'injustices, d'oppositions haineuses, et de profits indécents. Pourquoi chercher un autre système si celui-ci convient ? Même ceux qui n'ont pas espèrent avoir beaucoup plutôt qu'avoir tous. Alors que faire ? Puisque penser à court terme engendre notre perte à long terme, notre incapacité à ressentir la souffrance d'autrui aboutira à notre propre souffrance. Continuons de nous détourner des défavorisés, refusons de partager l'abondance pour posséder davantage encore, d'autres auront de moins en moins et nous le payerons.

88. Un mauvais système

Une addition d'erreurs, voici la facture que nous aurons à régler. Tandis que donner aux pauvres revient à entretenir leur pauvreté et que ne pas donner consiste à les laisser en pauvreté, peut-être faudrait-il qu'ils acquièrent la possibilité de sortir de la pauvreté, sinon ne soyons pas surpris que les moyens importent peu pour survivre ou devenir riche. Aussi les gens sont étranges, ils marchent vite jusqu'à courir pour s'offrir à la servitude de l'esclavage commercial. Dans un système ultralibéral extrémisé où la minorité au pouvoir détient la majorité des richesses il est évident que le peuple a le devoir de se poser les bonnes questions. Car à soumettre autrui au règne d'un matérialisme qui finit toujours par être corrompu, c'est à leur perte que les systèmes grandissent jusqu'à s'effondrer. Je crois encore valable la réflexion de Chesterton disant : «Le monde s'est divisé entre Conservateurs et Progressistes. L'affaire des Progressistes est de continuer à commettre des erreurs. L'affaire des Conservateurs est d'éviter que les erreurs ne soient corrigées.» Il parait compliqué de le contredire. Et peut-être est-ce là le pire. Le système perdure en s'envenimant jusqu'à son inévitable fin. Car s'il est évident que celui-ci nous a permis de progresser, il est aussi certain que poussé à son paroxysme, il nous détruira.

89. Renouveau

J'ai recommencé à penser ma place dans le monde. Et j'aimerais que ce dernier devienne meilleur. Le défaut majeur qui m'habite est que j'exige trop de moi et des autres. Avoir entendu Dieu est un lourd fardeau à porter pour qui ne peut rien accomplir de merveilleux. Je devrais renoncer à essayer de justifier sa présence, mais je n'y parviens pas. Je me sens investi d'une mission que j'ignore et paradoxalement je doute d'être capable de la réaliser. Je sais à quel point cela peut paraitre ridicule, alors je me tais. J'ai honte de ce que je pourrais dire. De nombreuses convictions que j'avais avant mon AVC étaient remises en cause. Mes relations amicales devenaient également différentes. J'avais été déçu par ce que je croyais être d'excellents amis. Dans la difficulté, parfois certaines personnes n'agissent pas comme attendu. Heureusement, d'autres à la bonté infinie ont fait preuve de tellement de gentillesse que je n'aurais jamais assez de gratitude pour les remercier. J'ai vraiment été incroyablement bien entouré mais pas forcément par tous ceux que j'imaginais. Avec du recul, je pense qu'il faut faire une croix sur les reproches que l'on porte en nous comme une blessure et sourire à la vie. J'aurais détesté l'entendre à l'époque mais parfois une perte peut offrir la possibilité d'un gain à qui est prêt à le saisir.

90. Pertes et gains

J'ai jusqu'ici évoqué mes pertes comme consé-quence de la maladie : celle du langage qui a affectée ma passion de l'écriture et notamment de la poésie, celle de la mémoire et de ce que j'avais pris pour de l'intelligence par association de mauvais esprit, celle d'une promotion qui m'a subitement échappé après m'avoir fait envie, celle de vieilles amitiés dont on regrette la tournure la nuit, mais je commence à per-cevoir des gains : celui que le silence m'a apporté en me faisant saisir l'importance d'écouter les autres parler, celui d'un certain oubli des choses m'ouvrant à de nouvelles idées, ou de l'oubli du passé qui oblige à un présent de vérité, celui d'une pause dans le travail permettant de comprendre que bien que nécessaire il n'est pas suffisant pour nous combler, celui de quelques connaissances que l'on pense avoir négligées et qui pourtant nous donnent leur amitié. Alors je sais qu'il est possible de ne pas s'en remettre et que l'on croit parfois ne rien tirer de bon de la maladie, mais même dans les mauvaises situations on apprend ce que peut être la vie. Le plus difficile est de l'accepter. Et cela nécessite de se laisser du temps. Ma situation était grave mais il y a toujours pire que soi, aussi je ne peux pas dire la réaction que j'aurais eu dans d'autres cas. Je ne peux que compatir, c'est tout.

91. Reprise de l'écriture

Plus de quinze mois après l'AVC, je parle mieux. Sur l'épreuve des 80 mots, j'en cite maintenant 65. J'étudie la poésie à nouveau. J'ai par ailleurs rédigé mon discours pour le mariage. Je considère qu'il a le mérite d'exister même s'il est médiocre. L'orthophoniste qui ne partage pas mon avis sur la qualité de mon texte m'encourage à persévérer. J'imagine qu'en entendant Dieu j'ai compris une chose essentielle sur ce qu'impliquait l'écriture. Sa prochaine révolution passera par l'absence de ponctuation, qui dans la parole de Dieu n'est pas nécessaire. Je n'ai sûrement pas le talent suffisant mais je me dis que je tenterai de démontrer cette conviction un jour dans le prologue d'un livre sur mon histoire personnelle par exemple. Ce n'est pas sans raison que mon texte, écrit par l'intermédiaire de Dieu, avait à mon sens tant de superbe. Le message autant que la forme de celui-ci étaient d'une importance capitale. Et il serait vain de vouloir transmettre le premier sans le second. Au mieux je pourrais approcher le style mais je serais incapable de le reproduire. J'ajoute que j'ai développé une analyse différente de celle que j'avais concernant l'art auquel j'aspire. J'ai un peu honte de la résumer ainsi pour la définir : Le vers libre, contrairement à ce que j'en ai lu, peut apporter beaucoup à la poésie.

92. Poèmes d'été

La matinée

I

Prendre son temps
Au petit déjeuner
Délice du matin.

Ne rien faire -
Mais patiemment
Le faire bien.

Toucher du doigt
Que le bonheur est
À portée de la main.

La matinée

II

Longue marche
Sans que le ciel
Ne bouge.

Aller pieds nus
Sur les rochers
Un danger agréable.

Au bord de l'eau
Poussent des fleurs
Sur les maillots de bain.

La matinée

III

Fatigués du métro
Ils s'entassent
Sur la plage.

Le chant des sirènes
N'attire
Que des naufragés.

Une foule allongée
En code barre
Le prix des vacances.

La matinée

IV

Messe de Midi
Au chant du clocher
Les ombres s'enterrent.

Place de l'église
Trop de monde
À la terrasse des cafés.

Brune, blonde ou rousse
- Il les aime toutes !
Le soiffard.

93. Poèmes d'été, suite

L'après midi

I

À trop le regarder
On plonge
Dans l'obscurité.

À lui tourner le dos
On fait face
À son ombre.

Il est pourtant
Sans côté sombre
Le soleil.

L'après midi

II

Lourdeur du temps
Le poids d'acier
Du ciel bleu métal.

Être en sueur
Comme un poisson
Sorti de l'eau.

Dans l'herbe sèche
Lentement la limace lèche
L'ombre d'un nuage.

L'après midi

III

D'humeur noire
Le voici faire
De l'humour fumant,

Il coule un bronze
Au pied du Christ
Qui reste de marbre,

Le vieux marin
Son âme rouillée
Par l'océan.

L'après midi

IV

À fuir le malheur
On peut faire
Le tour du monde.

À mettre nos crimes
Bout à bout
On mesure les ténèbres.

Même à reculons
Ceux qui vivent
Avancent vers la mort.

94. Péché de vanité

J'ai créé ces poèmes d'été suite à mes vacances avec Sébastien. Le recueil qui en est né s'intitulera *Vers libres* en référence à *Vers nouveaux* d'Arthur Rimbaud. J'ai toujours admiré les artistes aux vies tourmentées. Rimbaud et Verlaine, Van Gogh, Blake, Morrison et d'autres occupent une place importante dans mon esprit. C'est curieux, même après l'AVC je n'ai jamais oublié leurs noms à eux. Chacun leur tour, à des âges différents, ils sont venus me hanter en me laissant l'impression que je n'étais qu'un fantôme. Ma vie m'a longtemps semblé trop classique pour réussir là où ils se sont imposés. Si certains ont dû attendre d'être morts avant de se révéler au grand public ; en ce qui me concerne, revenir de l'autre côté m'a fait comprendre ma médiocrité. J'ai peine à devoir l'avouer mais j'ai cru un jour pouvoir être à la hauteur de ceux que j'admirais. À l'évidence, la modestie n'était pas ma qualité première. Néanmoins j'ai constamment éprouvé de l'insatisfaction concernant les résultats de mes productions après l'euphorie de la création. Je n'ai donc jamais essayé de publier mes écrits et c'est tant mieux car j'ai particulièrement honte de ce qui faisait autrefois ma fierté. Aujourd'hui, je me demande bien pourquoi j'ai si régulièrement eu besoin d'accrocher mes rêves aux étoiles ?

95. Se sentir utile

Septembre, octobre et novembre se sont passés rapidement, je les ai consacré à écrire mon recueil de poésie *Vers libres*. J'essaye avec entrain de surmonter mes difficultés. Je lis quelques récits de mauvaise littérature sur des expériences particulières liées à Dieu ou à la maladie, et je visite des musées de Paris. Je redécouvre ce qu'est le bonheur. J'ai même réappris à rire. Je consacre également une à deux heures de mon temps par jour à discuter avec des sans abris, à leur payer un café au bistrot quand ils n'insistent pas trop en faveur d'une bonne bière. Bien sûr, nous restons à une table dehors pour ne pas faire fuir les clients selon la volonté du patron qui demeure réticent à les accueillir. Mais cela importe peu à mes invités, heureux de profiter de ces instants. Parfois, avant de les rencontrer, je leur prépare un sandwich. Je me dis qu'ils ont besoin d'un petit geste, j'ai besoin d'être utile, ainsi je pense que nous nous aidons mutuellement. J'avais oublié à quel point il est bon d'être fraternel. À les écouter parler je réalise que la misère peut toucher n'importe qui. Que si le sort s'acharne à vous éprouver, sans aide même les plus forts peuvent sombrer. Certains se sont toujours cru à l'abri et ont pourtant fini à la rue. Ils vous parlent un peu de cet épisode de leur vie comme je parlerais de ma maladie.

96. Le mendiant

Je ne sais plus exactement de quel jour de l'automne il s'agit, certainement un jour pluvieux comme décembre en donne souvent sur Paris, je sortais d'une séance chez la psychiatre, et elle m'avait annoncé l'arrêt programmé de la prise de médicament prescrit contre les bouffées délirantes après les vacances de Noël. J'avais déjà réduit les doses au strict minimum depuis suffisamment longtemps. Dehors, un mendiant assis sans bouger prenait l'eau et on aurait pu penser qu'il pleurait d'être ignoré par les passants qui l'éclaboussaient en marchant. Il avait une mine renfrognée, le corps grelottant, mais il attirait à lui la compassion. Ses vêtements étaient trempés et étonnamment présentables pour quelqu'un dans cette situation. Il avait écrit une longue phrase bouleversante sur un grand bout de carton qui disait ceci : « Si la richesse oblige à se taire, de peur de faire des envieux, la pauvreté oblige à réclamer. J'aimerais garder le silence, hélas j'ai besoin d'une pièce s'il vous plaît. » Sur l'instant, je m'en suis voulu de me demander comment un homme dans cette situation pouvait si admirablement s'exprimer. Je suis allé à la banque, j'ai tiré de l'argent et je suis revenu lui donner vingt euros. Je ne cède jamais de billets d'habitude, cependant cette fois j'en ai éprouvé le besoin.

97. La Rom

Le mendiant me remercia de mon attention chaleu-reusement. Il m'embrassa en me serrant la main. J'étais fier de moi. J'ai un peu honte d'admettre que ce geste de gratitude n'était pas totalement désintéressé. Il me donna l'impression de me rapprocher de Dieu et il m'était tout aussi profitable qu'à celui que j'aidais. Une Rom vit la scène. Elle portait une sorte de châle rouge sur la tête, un gilet gris, une robe bleue pleine de fleurs et marchait avec des chaussures ouvertes. Elle tenait un bébé endormi dans ses bras. Je connais-sais cette légende urbaine affirmant que pour maintenir un enfant tranquille sans qu'il puisse déranger en criant ou en pleurant pendant que sa mère mendie, les Roms le droguent avec des médicaments ou de l'alcool qui le maintiennent dans un état de sommeil forcé. Evidem-ment, ils en auraient parfois de graves séquelles et il serait même arrivé qu'un petit garçon décède, inca-pable de résister à un tel choc. Je dois avouer que j'ignorais si la Rom était à la rue seule avec son enfant et quelles étaient ses intentions, j'éprouvais néanmoins de la méfiance à son égard. J'avais peur qu'elle n'abuse de moi. Alors quand la pauvre femme me montra son bébé en me suppliant d'un ton gémissant que je lui cède de l'argent, je n'en fis rien, et je suis parti en l'ignorant.

98. Le mensonge

Peut-être aurais-je pu oublier la situation avec la Rom si j'avais uniquement refusé de donner de l'argent, mais il se trouve qu'afin de ne pas avoir à dire à quel point utiliser un bébé, volontairement ou non, pour mendier me révoltait, j'ai menti à cette dernière, et c'était la première fois depuis l'AVC que je commettais un tel acte. La honte m'envahissait, le remord grandirait peu à peu avant que la culpabilité ne me ronge. J'avais prétendu ne plus avoir ni pièce ni billet, et que par conséquent je ne pouvais rien donner. Il serait beau d'affirmer que c'est le mendiant qui sagement partagea son gain avec la Rom, et que j'ai reçu une belle leçon de vie à moindre coût comparée à l'enseignement que j'en tirai. J'aurais aimé une pareille fin à mon anecdote. Il n'en est rien. Par mon refus moralisateur, j'ai cru offenser Dieu et me nuire à moi même. Non content de ne pas aider quelqu'un parce que j'estimais qu'il ne le méritait pas, j'avais quitté déraisonnablement le chemin de la vérité à cette fin et il m'était impossible de me le pardonner. Je n'étais certainement pas digne d'avoir entendu Dieu. Comment aurais-je pu ne pas soutenir l'attitude de la Rom faisant la manche avec son bébé, et l'aider néanmoins ? Je me suis longtemps posé cette question sans être en mesure d'y apporter une réponse satisfaisante.

99. Perdu en chemin

On souhaiterait parfois pouvoir corriger ses erreurs. Je parle à nouveau tellement bien que je viens de mentir. Mes proches paraissent pourtant s'en réjouir. Ils me soutiennent que je ne peux pas aider tout le monde, que je dois l'accepter. Ils craignent que j'en fasse trop, j'ai peur de ne pas en faire assez. Heureusement, Dieu est maintenant hors débat. Chacun croit ce qu'il croit, tant qu'il n'empêche pas l'autre de penser ce qu'il pense. Libre à chacun d'agir comme bon lui semble. J'ai fait mon deuil d'avoir été ramené à la vie. Si survivre seul à un AVC plus de cinq jours chez soi est un fait inexplicable qui ne tient pas du miracle, alors je suis incapable de fournir une réponse satisfaisante. Car ma tentative d'appeler au secours ma mère par téléphone tend à démontrer ce délai. Par contre, ce qui m'apparaît de plus en plus évident c'est que je suis loin d'être parfait et que c'est peut-être cela qui me pose problème. J'aimerais être un homme meilleur que celui que je suis. Comme le dit le proverbe, nous avons déjà rencontré l'ennemi, et l'ennemi c'est nous. J'ai l'impression de devenir quelqu'un prêt à se battre pour ses principes sans s'en montrer digne. Et trop de gens mettent en valeur ce défaut. Ce n'est pas parce que j'ignore ce à quoi je suis destiné, que je dois me contenter de me perdre en chemin.

Bon cœur et mauvais sang
- Ou l'histoire d'un AVC -

Partie IV

100. Et puis ...

Il est des périodes dans le processus de guérison qui n'offrent rien d'autre à raconter que des mois de travail longs et fastidieux qui vous conduisent vers des progrès à peine perceptibles, mais qui finalement aboutissent à un vivre mieux. Bien que je le désire, j'appréhende de devoir reprendre l'enseignement à la rentrée. Une remise à niveau paraît nécessaire. Je consacre donc mes débuts d'après midi à réviser. Par chance, si j'ai besoin de me remémorer les programmes scolaires de mathématiques et de sciences, je ne les ai pas complètement oubliés. Nous sommes maintenant en mai 2015 ; et tandis que je pense avoir traversé les étapes les plus éprouvantes de l'après AVC, j'ignore que ma vie va de nouveau basculer. Le bouleversement sera profond. Les faits qui le composent, commencent par un effroyable rêve mettant en scènes d'odieux actes criminels dans une région d'Afrique centrale où des millions de personnes furent exécutées ces vingt dernières années sans que cela n'émeuve grand monde. Je ne saurais préciser les causes de l'indifférence générale. Peut-être était-ce dû à l'éloignement géographique, à la couleur de peau des victimes, ou plus certainement au manque d'argent à en retirer. Qu'importe, de toute façon les interventions militaires ne sont jamais désintéressées et améliorent rarement la situation.

101. L'effroyable rêve (1)

Essoufflés par leur course à pieds et fous d'effroi, ceux de l'ethnie oppressée hurlaient : « Fuyez ! Ils arrivent ! Ils arrivent ! » En passant devant les habitats dispersés, ils tentaient d'échapper aux milices armées. Des hordes de tortionnaires ensanglantaient les villages du pays. Hommes, femmes, enfants, nul n'échappait aux griffes aiguisées de ces monstres exterminant impitoyablement l'ennemi. L'élite politique mettait en marche les plans échafaudés et sous-traitait les sales besognes de la révolution aux mercenaires de leur camp. Les pourchassés tentaient vainement de s'échapper. Il y avait de nombreux défunts sur leur passage. Des têtes tranchées roulaient boulaient. Sous le soleil, de la cervelle bouillonnait à même le sol. Atrocement, des machettes affûtées s'abattaient. L'hémoglobine jaillissait des bustes tels des jets de fontaine. Dépecés de leurs membres, les cadavres indistinctement à terre, piétinés par la masse horrifiée, sauvagement éventrés à coups de poignards enfoncés jusqu'à dégueuler des intestins, régurgitaient leurs entrailles. Des flaques de sang se répandaient selon la pente en des mares puantes mêlant leur pestilence à l'odeur de la merde déféquée des vivants. Face à cette tragédie, où les plus intrépides se défendirent, nombreux sont celles et ceux qui moururent rapidement. Pour les autres, l'horreur continuerait.

102. L'effroyable rêve (2)

Quelques otages femmes, les jambes écartelées, étaient collectivement violées. Des guerriers équipés de mitraillettes tenaient en joue les maris horrifiés. Ils gueulaient : « chiens et chiennes, retrouvez votre condition d'esclaves. » Tandis que les moins gradés de la révolution agrippaient férocement les bras et retenaient les genoux, les mercenaires obtenaient leur grand plaisir dans cette orgie criminelle. Mon ami Boudoué n'envisageait plus qu'une chose : c'est que vraisemblablement ils allaient tous trépasser. Au dehors retentissaient des cris si violents, qu'une massue frappant son crâne ne l'aurait pas étourdi plus. La terreur l'avait assailli. Toutefois, malgré son affolement, il ne céda pas à la panique. Lorsqu'il se ressaisit, ses pensées étaient à la protection de sa famille. L'unique possibilité de sauver Sonia, sa fille de deux ans, et Shyaka, son fils de trois mois, était de les cacher. Il avait conçut une trappe dans la chambre conjugale afin d'y ranger des affaires. Une personne et un bébé pourraient s'y recroqueviller. Il prévint son épouse, en la persuadant de s'y enfermer avec Shyaka. Elle était affolée et sanglotait son désarroi en lui répétant « - Et toi, où iras-tu te réfugier ? Ils te frapperont à mort s'ils te voient ! » Bien sûr, il le savait pertinemment mais que pouvait-il y faire ? Il n'envisageait pas de meilleures solutions.

103. L'effroyable rêve (3)

Pour garantir au mieux leur sécurité, Boudoué dissimula sa femme et son fils à l'intérieur de la trappe dont il camoufla l'accès par une paillasse. Le petit écart entre les planches n'étant pas hermétique, l'air circulait. Ensuite, il retourna vigoureusement : chaises, tables, meubles et étagères. Avec la ferme intention de feinter les mercenaires, il fracassa : pots, marmites, brocs, assiettes, vases d'argile, récipients, objets fragiles. Tout à sa disposition explosa ! Il mit en ruine la cuisine. En examinant la demeure, les soldats supposeraient peut-être que d'autres avaient déjà pillé les lieux. La fouille serait sûrement moins intensive si l'impression était donnée que la razzia avait été effectuée. Néanmoins, il fallait aussi abriter Sonia. Il n'y avait plus qu'un endroit où se terrer. Les toilettes étaient une extension de la maison, une sorte de cagibi en taules par lequel on pouvait directement accéder de la chambre. Boudoué avait creusé cette fosse de trois mètres cubes recouverte d'une tablette en bois avec une cavité circulaire au milieu. Il retira promptement le couvercle, le coulissa sur le côté, plongea ses genoux dans les immondices, et s'installa. Englué de matières fécales, il consola Sonia au creux de son épaule et bien que cela puisse paraître dérisoire, il lui justifia son bâillonnement avec l'étoffe déchirée d'une chemise.

104. L'effroyable rêve (4)

Durant des heures longues comme des jours, d'atroces rugissements avaient retenti. Puis, rien de plus qu'une trompeuse accalmie avant la tombée de la nuit. Partout à la ronde, les mitraillettes et les revolvers, alimentés par les chargeurs jusqu'à n'avoir plus faim d'horreur, avaient troué le corps des victimes. Les machettes avaient également participé à cette boucherie humaine. Tandis que les uns récoltaient leurs butins, les autres gisaient contre les murs d'exécutions sommaires, bras en croix et jambes raides ils étaient dépouillés. Seules les plus jolies femmes étaient presque sauves. La beauté de leur corps les avait épargnées de la mort mais pas de la souffrance. Sauf rares exceptions, les prisonnières avaient dû donner du plaisir aux militaires avant d'être libérées. Leurs coopérations forcées entretenaient chez les détenues l'expectative d'échapper aux tueries si elles se comportaient docilement. Chacun ignore ce qu'il serait prêt à faire pour survivre tant qu'il n'est pas confronté à la situation. Le cerveau a parfois des mystères qu'il est dur d'expliquer. La preuve en est que dans certaines situations la victime s'identifie à l'agresseur qu'elle est prête à excuser comme modalité psychique d'adaptation à des événements traumatiques. Cependant, ici l'horreur fut telle, l'antagonisme ethnique et le sentiment de haine à l'égard des victimes si violent, que même le temps peinerait à apaiser les survivants.

105. L'effroyable rêve (5)

Au coucher du soleil, un chef de section, avec un béret noir recouvrant son crâne rasé et un uniforme militaire kaki par dessus son corps musclé, soupirant à l'idée d'obtenir des plaisirs sexuels, tria sur le volet des pucelles, et ordonna à trois d'entre elles de vite l'accompagner. Des ustensiles d'argile - brisés en éclats - craquèrent sous leurs pas. Dans la chambre où ils se rendirent, conformément aux instructions reçues, le ménage avait été fait par des détenues. En attendant, les militaires à la solde du chef de section jubilant de leur succès avaient bu et évacuèrent leurs litres d'alcool en pissant dans les toilettes. Trop saouls, ils ne remarquèrent pas les réfugiés au fond du trou. Sonia qui s'était endormie sur son père se réveilla. Au même moment, le chef de section tança les militaires. Que faites-vous là ? Dégagez ! Ordonna-t-il d'un ton virulent. Les soldats s'exécutèrent prestement. Le chef pouvait disposer de la pièce. Un lit confortable avec des draps propres lui avait été ménagé. Dessus, il bringuebala deux des trois pucelles dont il avait déchiré les vêtements et les obligea à s'exhiber, puis à se toucher. Forcées d'obéir au moindre de ses claquements de doigts, menacées dans le cas contraire de se faire enfoncer un manche à balai dans le rectum, elles auraient voulu le tuer ; mais résignées par le sort qui leur était destiné, elles craignaient d'être abattues.

106. L'effroyable rêve (6)

Les trois pucelles qui avaient été triées sur le volet pour pimenter sa soirée étaient martyrisées. L'infâme ouvrait âprement leurs cuisses avec son arme. L'acier chaud d'avoir été outrageusement employé s'immisçait entre leurs genoux et remontait tout le long jusqu'à la fente de leur vagin où le pistolet s'attardait en des attouchements douloureux. Tandis qu'assis à l'extrémité du lit, masturbé par une esclave sexuelle nichée au creux de son entrejambe, celle là même qui lui léchait le nombril, caressait le gland et les bourses de secrétions, il exigeait des autres qu'elles illuminent ses horribles yeux noirs, pétillant d'orgueil, il jouissait de la satisfaction du travail accompli et d'un plaisir accru par l'assouvissement de ses désirs. En surélevant discrètement la tablette de bois au dessus de sa tête, Boudoué les épia. Il aurait voulu libérer les demoiselles. Il s'en abstint. Nauséabond calcul de mort dans ce merdier, ils y auraient tous laissé la vie ! Les toilettes faisaient face au lit. Les scènes de viols se succédaient. La poitrine à la hauteur des hanches, une jeune femme redonnait la trique au monstre qui la battait. Pendant qu'elle compressait ses seins sur sa verge, il mordillait ceux des autres et changeait de position à sa guise. S'il l'estimait nécessaire, il cognait. Ainsi régulièrement celles qui n'étaient plus des pucelles encaissaient ses véhémentes brimades.

107. L'effroyable rêve (7)

Soudain ! La femme de Boudoué, bondit en hurlant de sa cachette : « J'ai tué Shyaka ! J'ai tué Shyaka ! Je l'ai étouffé avec mes mains. Il est mort ! Je l'ai tué. » Elle provoqua un affolement général. Les jeunes soumises paniquèrent et se mirent à hurler. D'abord surpris, le chef barbare se ressaisit et réagit froidement. Il prit le revolver à sa disposition, pointa le canon d'acier sur le front en sueur de la perturbatrice, et tira deux fois. Sibylle s'écroula en lâchant Shyaka de ses bras. Les deux crânes s'écrasèrent violemment sur le sol. Ce fut le crime de trop pour le bourreau, une des victimes de viol qui lui caressait encore à contre cœur le pénis avec la bouche, telle une hyène arrache sa portion de viande juteuse la gueule fourrée dans les entrailles de sa dépouille, croqua le gland en érection. Castré, le monstre cria ! Tordu de douleur, il giclait du sang à foison. Le revolver tomba de ses mains. Elle s'abaissa afin de s'en saisir, et en direction du violeur, elle pressa la gâchette et répéta deux fois son geste. Mais craignant la colère des subordonnés qui ne tarderaient pas à arriver, le quatrième déclic fut amorcé contre sa tempe ! Elle évita ainsi la vengeance des soldats qui prévenus par le vacarme accoururent pour fusiller les survivants. Prostré dans son trou, dans un trop plein d'horreur, Boudoué s'évanouît, et je me réveillai.

108. Au réveil

Quand je retrouvai l'esprit suite à mon effroyable rêve, mon lit était humide et les draps déchirés. Après avoir maitrisé mon angoisse, ma première réflexion fut que ce cauchemar pourrait me valoir au moins dix ans de psychanalyse. J'en ai ri, certainement était-ce un moyen de décompresser car honnêtement j'avais dû pleurer à chaudes larmes durant mon sommeil. D'ailleurs, j'ajoute que ces derniers jours, je dormais de moins en moins sans avoir l'impression d'être fatigué. Bref, le soleil s'était déjà levé depuis une heure ou deux et il était temps que j'en fasse autant. Le programme de la journée était prédéfini : orthophonie le matin et rendez-vous avec mon ami Julien en début d'après midi. Cependant, avant même ma sortie de la douche, mes pensées eurent tendance à se développer de manière grisante tandis qu'un certain manque de concentration m'envahissait. Je sautais de pensées en pensées comme une abeille va butiner des fleurs sans s'attarder. Je me sentais libre, riche en idées que je voulais défendre, plus intelligent qu'à l'accoutumée. Ce qui m'était impossible jusqu'ici devenait réalisable. J'imaginais qu'en le voulant vraiment un merveilleux projet pouvait se concrétiser. J'avais le sentiment d'avoir beaucoup reçu et si peu donné ; il me fallait absolument inverser la tendance.

109. Morts au Nord Kivu

Parfois il faut pleurer pour que les yeux voient mieux après. J'ai eu l'étrange sensation de recevoir ces mots comme un message venu à moi de nulle part. J'en ai retrouvé le sourire. Dehors les bruits de klaxons de voitures contre les camions de livraisons bloquant la rue commencent à retentir. En attendant de me rendre à ma séance d'orthophonie, je décide de lire sur internet l'actualité sur les conflits au Congo Kinshasa. Des massacres y ont encore eu lieu cette nuit près de Beni. Il y a trop longtemps que le Nord Kivu n'a pas retrouvé la paix. Aussi, j'envisage que mon effroyable rêve était peut-être une vision des exactions qui se sont perpétrées au même moment. Il semble pourtant qu'il en est autrement. C'est une surprenante coïncidence, même si - hélas - les massacres sont fréquents dans ce pays. Pour l'exploitation des ressources premières, on épuise, affame, appauvrit, viole et tue les populations. Depuis vingt ans, et le génocide Rwandais qui initia les exactions criminelles dans la région des grands lacs, un peu plus de six millions de morts ont été placés sous silence médiatique. Il faut dire qu'une histoire difficile à comprendre ne captive pas l'audience. Précisons néanmoins que les armes ne sont pas la principale cause de décès, la famine et les maladies sont plus meurtrières encore.

110. Déclaration d'amour

Il est l'heure de me rendre à ma séance d'orthophonie. Je me suis sérieusement demandé si je ne devais pas l'annuler et puis j'y ai renoncé avec un objectif en tête. J'appréhende un peu. Je dois avouer à la doctoresse qui m'aide à perfectionner mon langage que je commence à éprouver des sentiments à son égard, et que je veux mettre un terme à notre travail en commun car la situation me met mal à l'aise. Sa gentillesse et son incitation à me faire reprendre la poésie m'ont conduit à un transfert que je ne peux pas supporter. Elle est plus âgée que moi d'une quinzaine d'années, mariée et mère de deux enfants, et je m'interdis de ressentir quoique ce soit qui pourrait briser un tel couple. Je souhaite fuir la situation. Evidemment, quand arrivé sur place il a fallu déclarer ce que je ressentais, j'ai pris conscience du ridicule de la situation. Je n'ai pu empêcher une larme de couler sur ma joue. L'orthophoniste avait beau être dans une position difficile, sa réaction m'a heurté. Elle a nié l'amour naissant que je lui portais. Ma déclaration lui paraissait trop soudaine. Je devais, selon elle, la désirer plutôt que l'aimer ; et j'ai eu le droit à un discours sur la différence entre les deux. Je me sentais profondément humilié par cette remise en cause de mes sentiments. Je suis donc parti vexé, et je ne l'ai plus jamais revue.

111. En attendant de voir Julien

Comment avais-je pu déclarer si soudainement à mon orthophoniste que je l'aimais ? Et qu'est-ce qui m'avait déçu dans sa réaction ? Qu'elle ne partage pas mes sentiments n'était curieusement pas le problème, j'en étais presque rassuré. Mais qu'elle abaisse les miens alors que je n'en avais pas éprouvé de tels depuis longtemps et que je doutais même d'être capable d'en ressentir de pareils à nouveau m'avait déchiré le cœur. Peut-être avait-elle raison finalement, nous nous connaissions trop peu pour que mes mots expriment le sens profond de l'amour. Une fois rentré à la maison, et tandis que je souhaitais oublier ce qui s'était passé, j'ai reçu un texto de sa part où elle me demandait une dernière fois si j'étais sûr de vouloir changer d'orthophoniste, et que si ma réponse le lui confirmait, elle m'en trouverait une à proximité de chez moi. Etant allé trop loin dans mes déclarations, il m'était quasi impossible d'envisager de faire marche arrière sans perdre ma fierté. J'ai donc réaffirmé la décision que j'avais prise. Mieux valait tenir le coup que de se laisser glisser, car il peut être dix fois plus long de se reconstruire que de sombrer. Dorénavant, je devais penser à autre chose. Et mes nouvelles réflexions se portaient sur l'heure et le lieu de mon rendez-vous avec Julien.

112. Julien face à mon monologue

Julien est un ami qui m'apporta son aide durant mon rétablissement. J'avais pourtant du mal à l'écouter tandis que nous étions assis à une table d'un bistrot. Et puis, il aborda une discussion politique m'encourageant à reprendre la parole sans que je ne la relâche. J'ai commencé par lui dire que si le monde tourne en rond, il ne marche pas droit. Que parfois, le présent est un vrai cauchemar duquel j'essaie de me réveiller. Le drame est que les hommes y jouent avec conviction une comédie qui n'a jamais fait rire dans une pièce qui dure depuis des siècles. Que l'Histoire humaine a connu tellement de guerres que j'ai fini par croire que la paix ne peut régner qu'entre les tombes. Que je m'abstiendrais de prophétiser l'avenir, car qui agit ainsi n'a pas pour but d'avoir raison dans le futur mais de gouverner dès à présent. Et qu'« on ne désire pas ramener le pouvoir sur Terre pour s'élever soi-même au dessus des cieux. »[3] Que bien vivre au détriment des pauvres, c'est souvent les voler ; alors que donner de quoi de vivre à chacun, c'est toujours un bonheur. On l'imagine plus compliqué qu'il ne l'est, le chemin pour être heureux. Et qu'enfin, à mon avis : si Dieu est lumière, comme le soleil, il est un fabricant d'ombres pour les athées qui lui tournent le dos, et il peut rendre aveugle les croyants qui se trouvent face à lui.

113. Désabusé de la politique

Peut-être que mon discours fut moins structuré que supposé, mais mes paroles étaient comme du vin dont je voulais m'enivrer et Julien se plaisait à en boire avec moi. Je me sentais presque dans un état de transcendance. Et je me moquais de savoir à quoi ce sentiment de surpuissance intellectuelle était dû et des conséquences qu'il me faudrait supporter ? Julien lui affirmait que j'étais prêt à entreprendre une bonne campagne politique. Ce à quoi je ne voulais pas souscrire. Les politiciens, qui se sentent supérieurs, ont trop souvent jugé vain de défendre des idées intelligentes afin de convaincre des personnes qu'ils estiment raisonner par l'absurde. Ils se contentent d'être médiocres pour nous séduire. Je trouve leurs comportements abjects. Ils nous déclarent en guerre contre le chômage, le terrorisme, et pour le pétrole, tandis qu'en parallèle nous vivons des crises économiques, politiques, écologiques. Ils entretiennent le chaos qui rend plus désirable l'ordre que le changement. Et l'espoir, réduit au silence, déserte notre pays où on ne s'attache plus qu'à préserver et non à bâtir. En ce qui me concerne, je n'aime ni nos sociétés actuelles qui mériteraient d'être régulées, ni les alternatives proposées commençant à dater et qui n'ont jamais fonctionné.

114. Dépenser mieux

Il est trop naïf d'espérer que d'autres répondent un jour à nos problèmes, de penser que leurs objectifs seront communs aux nôtres, de déléguer les décisions à prendre. Nous avons notre part de responsabilité dans l'évolution du monde actuel. La nier c'est ne pas comprendre à quel point le système est dépendant de notre consommation. Puisque de nos jours dépenser mieux est un véritable moyen de pression, vouloir changer la situation passe par devoir utiliser son argent judicieusement. Pourquoi acheter aux multinationales qui exploitent les gens, nuisent à la santé, ou détruisent la planète, si ce n'est pour économiser ce qu'on finira par débourser en finançant le chômage, la sécurité sociale, ou l'écologie. Dans les pays dit développés, nous avons le choix à l'achat, s'il ne convient pas, n'achetons pas ou achetons peu ! Favorisons l'émergence des alternatives éthiques. Par ailleurs, arrêtons de succomber à l'idée de devoir toujours consommer plus. Ceux qui ont les moyens de nous inciter à dépenser sont généralement les mêmes qui cherchent à nous dominer ; ne pas s'en rendre compte c'est déjà se laisser abuser. Il est temps de s'en préoccuper. Des gens simples et avisés, que la violence effraie, seront bientôt obligés de crier leur mécontentement pour se faire entendre.

115. L'ancienne Loi Péruvienne

J'ai terminé mon discours en disant à mon ami que dans nos sociétés, la priorité est donnée au travail sur le travailleur et aux exigences économiques sur les besoins humains. Nous avons oublié que les moyens étaient là pour nous servir et non que l'on se serve de nous pour obtenir plus de moyens. Il me paraissait évident que l'économie mondiale nous entrainait dangereusement à notre perte. Et puis j'ai cité une loi péruvienne datant de 1594 : « Quiconque vole des aliments ou des vêtements, de l'argent ou de l'or, sera interrogé pour que l'on sache s'il a volé poussé par la nécessité et la pauvreté ; et si l'on voit qu'il en est ainsi, ce n'est pas le voleur qui sera châtié, mais celui qui a la charge de lui fournir le nécessaire, et celui-ci sera privé de sa charge pour ne pas avoir pourvu à ses besoins et pour n'avoir pas tenu la liste des nécessiteux. Et l'on donnera au dit voleur, nourriture, vêtements, terres et maison, indispensables à sa vie. » Quand mon discours s'acheva sur ces mots, j'étais vidé, l'esprit chancelant, et avec une mission en tête que je m'étais convaincu d'accomplir avant de rentrer à la maison. Par conséquent, je devais entreprendre le chemin de retour seul. Julien voyant que je n'étais pas dans un état normal s'inquiéta et voulut me raccompagner. Je m'y opposai, en prétextant avoir une importante tâche à accomplir.

116. Le chemin du retour

En route vers mon appartement, je suis passé devant une église que j'avais toujours vu fermée et qui exceptionnellement était ouverte. J'avais grandement envie de pénétrer à l'intérieur. Je n'en fis rien sous prétexte que l'institution religieuse avait tué des millions de personnes pendant des siècles sans jamais s'être excusée ni avoir demandé pardon. Je priais, je suppose, le même Dieu qu'eux. J'aimais également profondément le Christ, il représentait la perfection humaine à mes yeux, mais je n'avais aucune confiance en les élites qui avaient trop souvent trahi ses divines paroles. J'aurais d'ailleurs éprouvé le même genre de sentiments face à une synagogue ou une mosquée. Je suis donc resté prier debout à l'extérieur, jusqu'à ce que seize heures sonnent. J'ai ensuite repris mon chemin, en hâtant le pas, afin de retirer de l'argent dans la banque la plus proche. Celle-ci ferma à mon arrivée. J'y ai vu un signe. Il était étonnamment tôt pour refuser l'accès aux clients. Et là encore, je me suis imaginé que je ne devais pas y rentrer. Les banques et le monde de la finance ont un fonctionnement scandaleux qui favorise les riches au détriment des pauvres, pensais-je. Le moins j'ai affaire à eux, le mieux c'est. Malgré tout, j'ai tapé mon code au distributeur et j'ai tiré soixante euros.

117. Lily May

Mes forces continuaient de me déserter. Je m'obstinais quand même à accomplir ce que j'avais prévu. Enfin, je faisais face à la prostituée choisie en bas de chez moi. Ne connaissant pas le prix d'une passe, je l'ai payé sans savoir ce qu'il en était. « - Que veux-tu faire bel homme ? » Je veux que tu me racontes ta vie en dix minutes, lui ai-je répondu. Et Lili-May commença à m'évoquer son métier. Il y avait toutes sortes de personnes parmi sa clientèle, souvent des hommes et parfois des femmes, des jeunes ou des vieux, des chômeurs, des travailleurs ou des retraités, du chic ou du pauvre, du qui sent bon ou qui pue, seuls les beaux se faisaient plus rares, alors que pouvais-je désirer entendre ? Elle était arrivée en France il y a une dizaine d'années pour aider ses proches habitant une province reculée du nord de la Chine, sans savoir qu'elle exercerait cette profession. Bien que son pays natal se développe, la situation de ses parents ne s'y est pas améliorée. À Paris, après six mois de recherche, elle était toujours sans papier ni travail. Aussi, empocher au minimum cinquante euros par passe, cinq ou six fois par jour, malgré la répression policière, permettait de répondre aux besoins de sa famille qui comptait sur son aide. C'est de loin l'activité la plus rentable qu'elle pouvait exercer.

118. Paroles d'une prostituée

Lily-May affirmait qu'obtenir de l'argent en vendant son corps prouvait la considération des hommes à son égard. Ils sont tellement radins que pour obtenir un billet de leur part, il faut le mériter. Et selon ses dires, elle valait le coup. Parfois, avant la passe, certains clients exigeaient une preuve de ses résultats négatifs à sa prise de sang mensuel concernant le test du sida. Elle aimait bien les rassurer, ils étaient beaucoup moins inconscients que ceux qui lui réclamaient une relation sans capote. Elle refusait toujours d'obéir à ces derniers. Elle avait appris à mettre un préservatif avec la bouche et rencontrait un certain succès avec ce savoir-faire. Elle était douée. Dans la rue Saint-Denis, c'était la plus sollicitée ! Et ce n'était pas qu'une question de beauté. Pendant des années elle a accepté tout le monde ; mais plus le temps passe, plus il devient compliqué de répondre aux envies des hommes repoussants. Non qu'elle prenne parfois du plaisir, elle n'en prend jamais, elle simule. C'est aux clients d'être satisfaits, pas à elle. Toucher l'argent et l'utiliser comme bon lui semble est la seule chose qui la contente. La passe ne dure jamais plus d'un quart d'heure, sauf coût supplémentaire ; cependant elle ajouta que les flics véreux pouvaient bénéficier d'accords différents.

119. Une conversation écourtée

Pour Lili-May, qui a fini par obtenir la nationalité française après plus de cinq ans de mariage, les idées négatives et d'immoralité qu'entraine la prostitution empêchent les travailleuses du sexe d'acquérir des droits alors qu'elles s'acquittent de leurs devoirs et de l'impôt. D'après elle, il y aurait fort à faire sur la Santé et la rémunération. Et puisque je parus troublé par sa confidence d'avoir un époux, elle ajouta : « - À mes clients, je vends mon corps ; à mon mari, je donne mon cœur. - Es-tu choqué ? » Je ne savais pas quoi lui répondre. J'avais l'impression de perdre pied, de ne plus être en mesure de l'écouter, que mon esprit me désertait. Elle continua malgré tout, tandis que j'avais de plus en plus de mal à la suivre. Elle détailla ensuite les aspects négatifs de sa profession et notamment celui qui lui pesait le plus, la violence physique qui s'exerçait parfois contre elle. J'avais beau tenter de me concentrer, rien n'y faisait. J'avais peur de paraitre discourtois en mettant un terme à notre entretien qui m'avait franchement intéressé, toutefois mon état m'y obligea. Lili-May ne m'en tint pas rigueur et m'affirma que le plus important était de prendre soin de moi. Et plus tard, qui sait, peut-être pourrais-je revenir terminer cette conversation et lui payer une passe normale.

120. Pensée suicidaire

Une fois à mon domicile, j'ai passé près d'un quart d'heure devant la fenêtre grande ouverte de mon salon, et puis j'ai pris peur. J'ai regardé quinze mètres en bas, avec une importante sensation de vertige et je m'y suis soudainement vu mort. Je n'avais qu'à sauter. Même si j'avais en partie récupéré de l'AVC, exister n'avait toujours aucun sens à mes yeux. Et contrairement à mon optimisme du matin, une terrible évidence me tourmentait, je ne pourrais jamais contribuer à rendre le monde meilleur à l'échelle que je souhaitais. Des larmes coulaient sur mon visage. Je n'aimais pas les hommes et je n'aimais pas en être un. Appartenir à cette espèce décérébrée capable de nuire à toute forme de vie sur Terre me faisait honte. Puisqu'il me paraissait vain de lutter contre les désastres futurs, je n'avais plus rien à accomplir. Peut-être qu'être mort était moins pénible après tout. Lorsque la décision est prise, soudainement, tout va très vite. Vous vous placez sur le bord de la fenêtre, sans appui pour vous retenir, vous faites un pas dans le vide, et vous chutez jusqu'à finir éclaté par terre. Du sang se répand à foison sur le sol. Les passants dans la rue se mettent à crier. Certains d'entre eux pensent malgré tout à appeler les secours. Mais si la hauteur de la chute était suffisante, il est trop tard.

121. Un acte incompris

Toutes les trois secondes, il y a une tentative de suicide sur Terre ; et toutes les quarante secondes, l'une d'elle aboutit. Certaines années, cela cause plus de décès que les conflits armés mondiaux. On estime que près de dix mille personnes par an se tuent volontairement en France et qu'environ 4 % de la population l'a déjà sérieusement envisagé. Si les femmes sont plus nombreuses à essayer, les hommes sont plus nombreux à y parvenir. Pour la grande majorité qui survit à un tel acte de désespoir, il faudra, après avoir été confronté à des échecs de vie qui les ont poussés à vouloir se supprimer, surmonter un échec de mort. Et dans ces conditions, il est difficile de devoir endurer l'a priori que ceux qui ne réussissent pas à mettre fin à leurs jours sont non seulement trop faibles pour supporter d'exister, mais également incapables de mener à terme un projet qui de l'extérieur semble facile à réaliser pour qui le veut vraiment. Comme si procéder à son suicide était forcément rationnel, réfléchi et effectué avec sérénité. Souvent, derrière l'idée de se supprimer se cache celle de préserver les êtres chers, de ne pas vouloir infliger ses propres tourments à autrui, d'être convaincu que mourir est moins grave que demander de l'aide ; ce qui pour les proches rend la chose encore plus pénible à accepter.

122. L'appel salvateur

C'est au moment où attenter à ma vie m'effleura l'esprit que mon téléphone portable se mit à sonner. Après m'être décidé à répondre, je reculai du bord de la fenêtre effrayé par ce à quoi j'avais songé un court instant. Maman venait aux nouvelles comme elle en avait pris l'habitude. Je restai peu de temps à discuter avec elle, juste cinq minutes pour lui avouer l'état dans lequel j'étais et ajouter que j'avais besoin d'être épaulé. Si elle était affolée, je ne l'ai pas ressenti. Ma mère m'ordonna calmement de m'allonger, me confia qu'elle appellerait immédiatement mon père et que tous deux s'empresseraient de me rejoindre pour me tenir compagnie. Comme ils étaient encore au travail, il leur faudrait certainement un peu plus d'une heure avant d'arriver chacun leur tour. Mon père devrait faire face aux bouchons parisiens ; et ma mère, ne pourrait pas aller plus vite que le train. Si j'avais le moindre souci, il ne fallait pas hésiter à rappeler. Elle préviendrait également ma sœur afin que je puisse la joindre au cas où son téléphone ne fonctionnerait pas dans les transports en commun. En attendant, recroquevillé dans mon lit, effrayé par la terrible intention que j'avais eue, interprétant follement les sirènes de voitures de polices qui retentissaient, j'étais anéanti et désespéré de l'être.

123. La prise du neuroleptique

Une fois parvenus à mon domicile, et tandis que j'étais proche d'avoir des hallucinations, mes parents, bien que contre l'automédication, m'ont fait approuver l'idée de prendre une faible dose de neuroleptique que la psychiatre avait arrêté de me prescrire depuis janvier. Le lendemain, il était prévu d'aller consulter un médecin. Et puis, tout en me laissant parler, ils m'ont demandé ce que je ressentais, comment j'interprétais mon état ? Après avoir répondu à leurs questions, j'ai continué de m'exprimer en n'ayant plus que des banalités à dire, jusqu'à ce que je finisse par déclarer que j'avais oublié qu'il fallait pardonner à tout le monde ... et même aux fascistes car ils ne font que se défendre du mal qui les gagne par le mal ; ignorant que jamais rien de bon ne peut advenir ainsi. Il m'est aisé d'imaginer quel étonnement mes parents ont dû éprouver quand je leur ai déclaré en avoir marre de m'opposer aux idéologies d'extrême droite que j'avais toujours combattues, et que peut-être devrais-je commencer par écouter ceux qui les défendent, comprendre pourquoi ils soutiennent des propos et des actes dont on sait le malheur qu'ils ont engendré par le passé ; et que si chacun agissait ainsi, ils auraient, espérons-le, l'intelligence d'agir de même. Et la soirée se passant, mon mal s'apaisa.

124. La naissance d'un livre

La veille, je m'étais réveillé sur un cauchemar ; puis mon esprit s'était enflammé, j'avais brulé d'envie, j'avais mis le feu à mes pensées, jusqu'à ce que ma vie paraisse être un grand incendie où tout finirait par n'être plus que des cendres. Mon médecin voulait des précisions sur ma journée. Je lui ai donc raconté son déroulement. Tandis que mon état était redevenu quasi normal, sa réaction suscita une angoisse. Il émit l'hypothèse que si mes crises se prolongeaient, peut-être faudrait-il songer à un internement. J'avais oublié de lui rappeler que la psychiatre m'avait fait arrêter les neuroleptiques. Elle me le fit remarquer l'après midi pour me rassurer. C'était un risque à prendre. L'initiative avait échoué. Elle m'en prescrit à nouveau à faible dose. Elle avait envisagé qu'une telle situation puisse se produire. Ce qui l'inquiétait vraiment néanmoins, c'était de savoir à quel point j'avais eu l'intension de sauter, et ce qui rendait ma vie si compliquée. Il fallait que nous mettions en place un travail commun. Puisque j'avais du mal à me confier à l'oral, et que j'aimais écrire, raconter mon histoire par l'intermédiaire d'un livre lui semblait être un projet idéal. Alors, conscient des avantages qui en découleraient, j'ai joué le jeu. J'ignorais encore que mes confidences s'intituleraient : *Bon cœur et mauvais sang*.

125. L'article de Sciences et vie

Août 2015, trois mois après ces derniers événements, je m'interroge sur moi-même et sur ce qui pourrait justifier scientifiquement que j'ai entendu Dieu deux ans auparavant. Ce que j'ai surmonté dernièrement me fait douter de mes souvenirs passés et de leur interprétation. Après l'oubli des sensations s'effaçant avec le temps, les diverses pressions extérieures, les réponses intérieures évoluent. Bien sûr vous ne niez pas ce que vous avez vécu, comment le pourriez-vous, mais vous tentez de trouver des explications logiques à ce qui vous est arrivé. Et hasard ou coïncidence, d'après un article de *Sciences et vie* qui venait de paraitre intitulé « Voir et entendre des choses qui n'existent pas, un défaut de reconnaissance de la voix intérieure ou des souvenirs » ce n'est que récemment que les chercheurs ont commencé à étudier les hallucinations dans toute leur complexité. De là découle le constat que l'aire de Broca (ayant un rôle dans la production du langage), l'aire de Wernicke et le cortex auditif sont impliqués lorsqu'on entend une voix extérieure en soi que les principaux concernés peuvent nommer Dieu. L'article affirme que peu importe leur nature, pour ceux qui les subissent, ces expériences sont bien réelles. L'erreur proviendrait du cerveau qui se tromperait dans sa reconstitution du monde.

126. Une sentence médicale

À présent que j'écrivais un livre sur lequel ma psychiatre pouvait s'appuyer, mes séances avec elle étaient plus productives. Je n'hésitais plus à partager mes peurs et mon cheminement intérieur face aux épreuves que j'avais dû traverser. Mon aphasie initiale avait été surmontée et deux facteurs déterminant y avaient contribué, la chance et le travail. J'avais considérablement progressé. Il me restait cependant un diagnostic important à découvrir concernant ma santé. Il me fut divulgué après que j'ai révélé mon interprétation de l'article de *Sciences et vie* et les déductions que j'en avais tirées. Certainement avais-je été jugé prêt à l'accueillir, et aussi bien amené fut-il, je m'en trouvais ébranlé. Il était fort probable qu'une maladie, qui n'était pas trop grave dans mon cas, m'affectait : la Bipolarité. Sous l'effet des neuroleptiques, mon humeur était stable ; mais sans ces derniers, la maladie se déclare et il faudrait s'en accommoder. Facile à dire, comme si on pouvait annoncer une mauvaise nouvelle à un dépressif en lui demandant de se sentir bien. Mon expérience à l'hôpital ne m'incitait pas à l'optimisme. Je craignais que mon état se dégrade et que ma liberté ne dépende plus que d'autrui. J'avais vu le traitement que l'on inflige aux patients quand les médicaments ne suffisent pas, et je le redoutais.

127. L'annonce aux proches

À mon avis, ce qu'il y a de plus dur à accepter dans la maladie, c'est de ne pas pouvoir empêcher les gens que vous aimez de souffrir avec vous. Le mal qui vous atteint est déjà suffisant, nul besoin de le voir gagner votre entourage. Car si je n'ai pas insisté sur les difficultés qui touchent la famille dans un tel cas de figure, je sais qu'elles sont nombreuses à surmonter, et je n'ai pas toujours songé à en protéger les miens. Je me suis reposé sur eux. Ils ont été incroyables, même lorsque je leur ai annoncé ma bipolarité, ils sont parvenus à garder leur sang froid et à masquer leur peine. « Tu as géré la situation admirablement sous médicament, il n'y a aucune raison que cela change » m'ont-ils dit. Ensuite, j'ai dû leur expliquer ce que la psychiatre m'avait précisé ; que si mes troubles ne s'étaient pas manifestés avant l'AVC, la maladie devait sommeiller en moi. Alors aussitôt, chacun chercha dans ses souvenirs des preuves justifiant l'avis médical. On me rappela que j'utilisais souvent le sourire pour masquer ma tristesse intérieure. Et il paraissait évident que certains de mes comportements passés s'expliquaient mieux en prenant en considération ce diagnostic. J'ai détesté que des situations singulières de ma vie soient analysées sous cet angle, j'avais l'impression d'être amputé de mes choix forts.

128. Envie de vivre

Je n'avais pas peur de l'avenir quand j'étais jeune. J'étais prêt à risquer le mien pour profiter de l'instant présent. Et puis, je m'étais détourné des décisions qu'on prend conventionnellement pour en assumer d'autres que peu de gens comprennent. Alors il me semble exagéré d'affirmer qu'une maladie peut les expliquer. Je ne m'y aventurerai pas. Par contre d'autres le font pour vous, sans en imaginer les conséquences. Car qui lutterait contre ce qui le caractérise ? Si être bipolaire définit l'homme que je suis, alors je ne veux pas guérir. Je préfère me poser la question « Qui je suis quand je ne suis pas moi ? »[4] Elle me paraît plus appropriée et accroît mon envie de lutter contre la maladie. Je dois reconnaître que les épisodes maniaques qui entrainent l'euphorie, une accélération de la pensée et une augmentation de l'amplitude des émotions sont tellement grisants que parfois on aimerait qu'ils se reproduisent. Comme une drogue, c'est addictif ; mais il ne faut pas oublier que la chute peut être fatale. Alors vous devez vous répéter qu'il n'est pas envisageable de refuser de prendre vos médicaments. Sage décision qui gagne en évidence avec l'envie de vivre. Et l'envie de vivre, je l'éprouve à nouveau depuis que je n'ai plus de mission divine à accomplir.

129. Avec du recul

J'ai compris qu'un homme souhaitant être malheureux trouvera toujours un moyen de l'être. Je préfère moins me soucier de l'avenir et des problèmes qui dominent notre société actuelle. Il est trop éprouvant de surmonter son impuissance face à une situation qui vous désespère. Je sais que cette attitude n'apportera pas de solutions contre les maux qui nous accablent ; mais comme la colère gagne les foules, je ne veux pas qu'elle me ronge. Je place mon espoir dans ces gens remarquables qui essayent au quotidien d'améliorer la situation. Et je m'efforce de vivre en adéquation avec mes convictions, d'aider mon prochain, sans avoir à me battre contre un système entier tellement satisfait de lui même, qu'il nie quantité de méfaits qu'il engendre pour mieux répondre aux besoins qu'il crée. Ce qui a été la source de ma désolation était toutes ces choses que je ne pouvais pas changer, pas améliorer. J'aurais souhaité avoir plus de maîtrise, faire abstraction des injustices qui nous gagnent. Quand je pense qu'un président américain a jadis reconnu que « l'homme tient entre ses mains mortelles le pouvoir d'abolir toutes formes de pauvreté humaine »[5] et quand je vois ce qu'il est advenu depuis, j'ai franchement honte et je regrette notre incapacité collective à respecter cette parole.

130. Un an après

Un an après avoir entrepris l'écriture de ce livre, le temps fut venu d'envisager de transformer le projet des confidences à ma psychiatre en roman témoignage. Même si toute mon histoire n'était pas facile à assumer, peut-être que je pourrais contribuer à quelque chose d'utile. Pour ce faire, j'ai eu recours aux conseils avisés de Mathieu et d'un autre ami proche soutenant cette initiative, Olivier. Il me semble évident que sans eux cet ouvrage ne serait pas ce qu'il est. Leur aide m'a été précieuse. Nos échanges permirent de soulever un point important que j'avais occulté dans mes écrits. Ils me firent aisément reconnaitre que je m'étais censuré moi même au sujet de mon expérience avec Dieu. En effet, jamais je n'avais soulevé l'idée qu'il était compliqué de l'avoir entendu car je ne m'en sentais pas digne. Je pensais que l'avouer ferait souffrir. Et une victime d'AVC est déjà suffisamment porteur de souffrances. Il s'agissait pour moi d'une expérience impossible à partager. Ce n'était ni une question de fierté, ni d'égo, ni de honte, seulement d'être cru. Quand vous êtes convaincu de détenir la réponse à la question que tout le monde se pose au moins une fois dans sa vie et que même votre entourage n'envisage pas que vous puissiez dire vrai, vous êtes confronté à un problème insoluble.

131. Les AVC en France

J'aimerais avant de conclure donner des informations complémentaires sur les AVC que je n'ai pas eu l'occasion de dévoiler au cours de mon récit. Dans de nombreux cas : des maux de tête violents, des troubles de l'équilibre, un engourdissement du visage, la paralysie d'un membre, une cécité uni ou bilatérale temporaire, un bredouillement de la langue, sont des signes annonciateurs qui facilitent le traitement de la maladie. Trop souvent négligés, les détecter permet d'intervenir si nécessaire avant que les lésions du cerveau ne soient irréversibles. Plus l'intervention médicale s'effectuera tôt, moins les séquelles seront importantes. Chaque minute perdue représente deux millions de neurones détruits. Et seulement 2 % des patients arrivent à temps à l'hôpital. L'âge moyen des victimes est de 73 ans, mais un dixième ont moins de 45 ans. Sur les 150 000 personnes par an atteintes d'un AVC en France, 32 500 décèdent. C'est la troisième cause de mortalité après les cancers et les maladies cardio-vasculaires. Face à ce fléau qui fait une victime toutes les quatre minutes, il existe des moyens médicaux de plus en plus performants pour les combattre. La thrombectomie permettant grâce à un filet grillagé de capturer le caillot de sang en est un formidable exemple. Mais avant tout chose, il faut penser au premier geste : téléphoner au S.A.M.U.

132. Chapitre Fin

Qu'écrire maintenant pour conclure ? Je l'ignore. Une page de mon histoire se tourne. Si à l'évidence se rétablir d'un AVC implique de nombreuses et douloureuses épreuves, parvenir à les surmonter m'a apporté tout autant de satisfactions personnelles. J'ai repris le travail, les huit premiers mois à mi-temps puis définitivement à soixante dix pourcent. J'ai réussi à répondre aux exigences de ma profession malgré quelques handicaps invisibles, une mémoire déficiente, des difficultés à effectuer une double tâche, une fatigabilité accrue. Mon métier me demande plus d'énergie qu'auparavant néanmoins j'ai retrouvé un réel plaisir à l'exercer. Je dois reconnaître avoir trouvé des réponses satisfaisantes à la plupart des questions que je me posais sur mes capacités à redevenir un bon professeur. La vie est ainsi faite que d'autres m'interpellent. J'ai également compris que dans mon cas : trop s'en faire, même pour des causes nobles, était synonyme d'orgueil. Il faut parfois accepter son impuissance. Pour autant je ne renonce pas à vouloir améliorer la situation. Aussi, je dois avouer que les difficultés traversées m'ont tant appris que je les perçois désormais comme des événements positifs de ma vie. Elles m'ont rendu meilleur, j'en suis convaincu. Alors mes derniers mots seront : Gardons espoir, et que notre foi en Dieu ne nous fasse pas vivre un enfer.

Citations

1 : Robert Choin
2 : Inspiré d'une citation anonyme
3 : Anarchiste
4 : Agathe Lenoël
5 : John Fitzgerald Kennedy